ACCIO
EXPECTO PATRONUM
RIDDIKULUS
LUMOS
9¾

LUMOS
ACCIO
EXPECTO PATRONUM
RIDDIKULUS
LUMOS
ACCIO
EXPECTO PATRONUM
RIDDIKULUS
LUMOS
RIDDIKULUS

Harry Potter™

O LIVRO DE CONFEITARIA OFICIAL

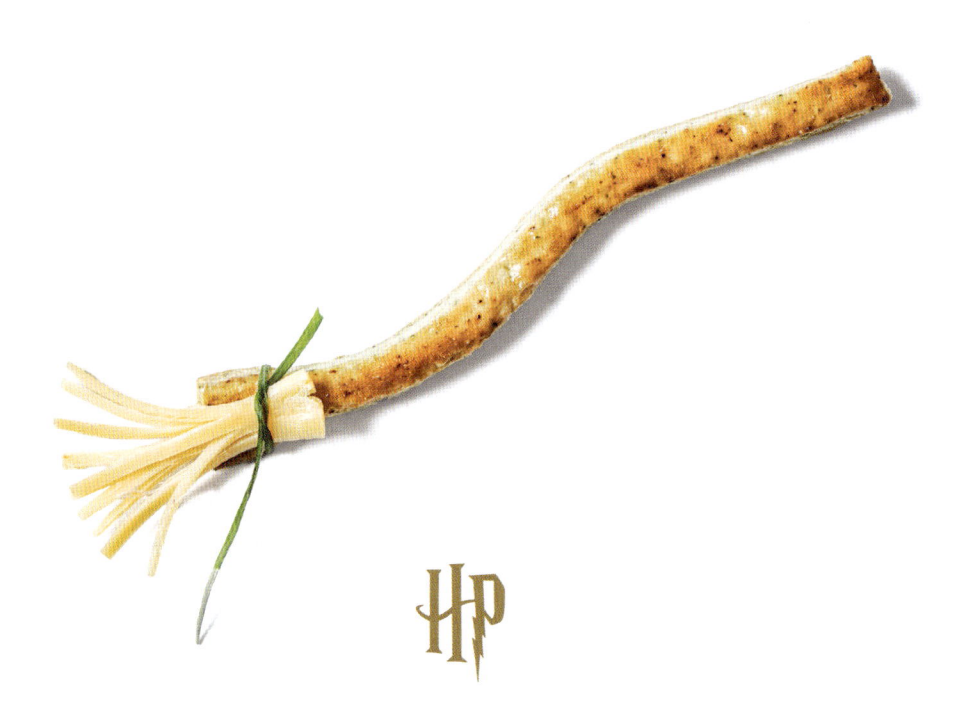

HP

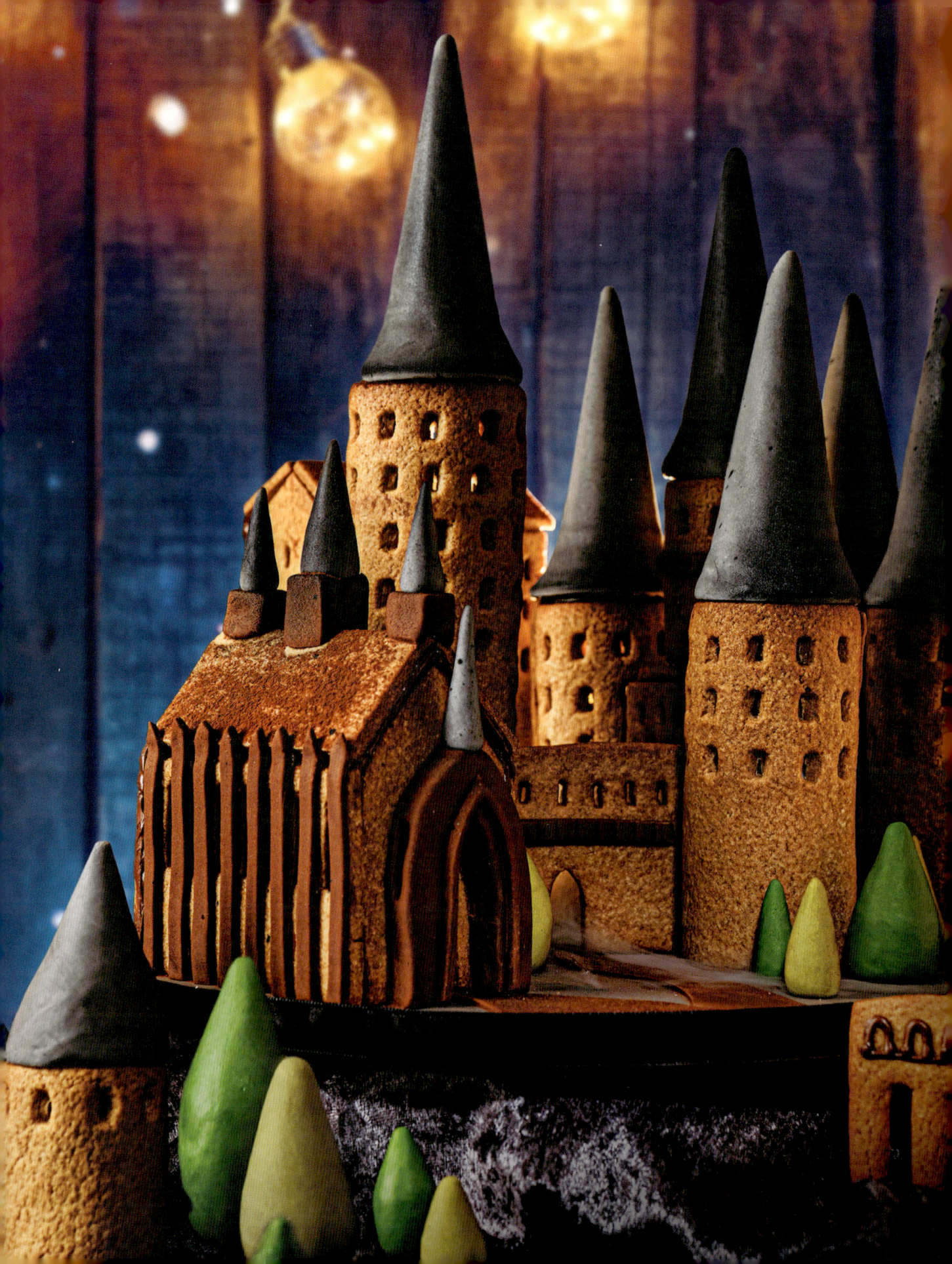

Harry Potter

O LIVRO DE CONFEITARIA OFICIAL

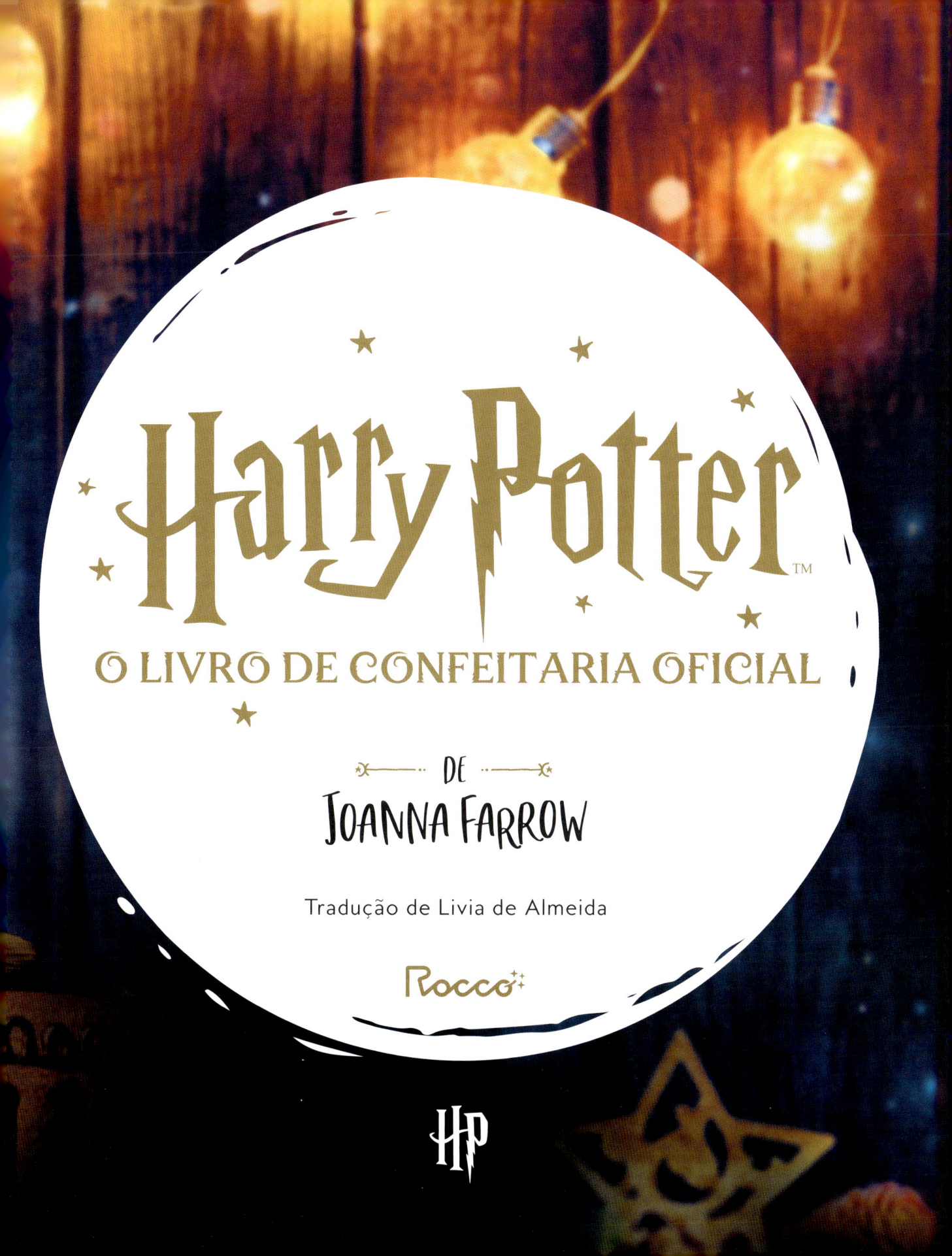

DE
Joanna Farrow

Tradução de Livia de Almeida

ROCCO

SUMÁRIO

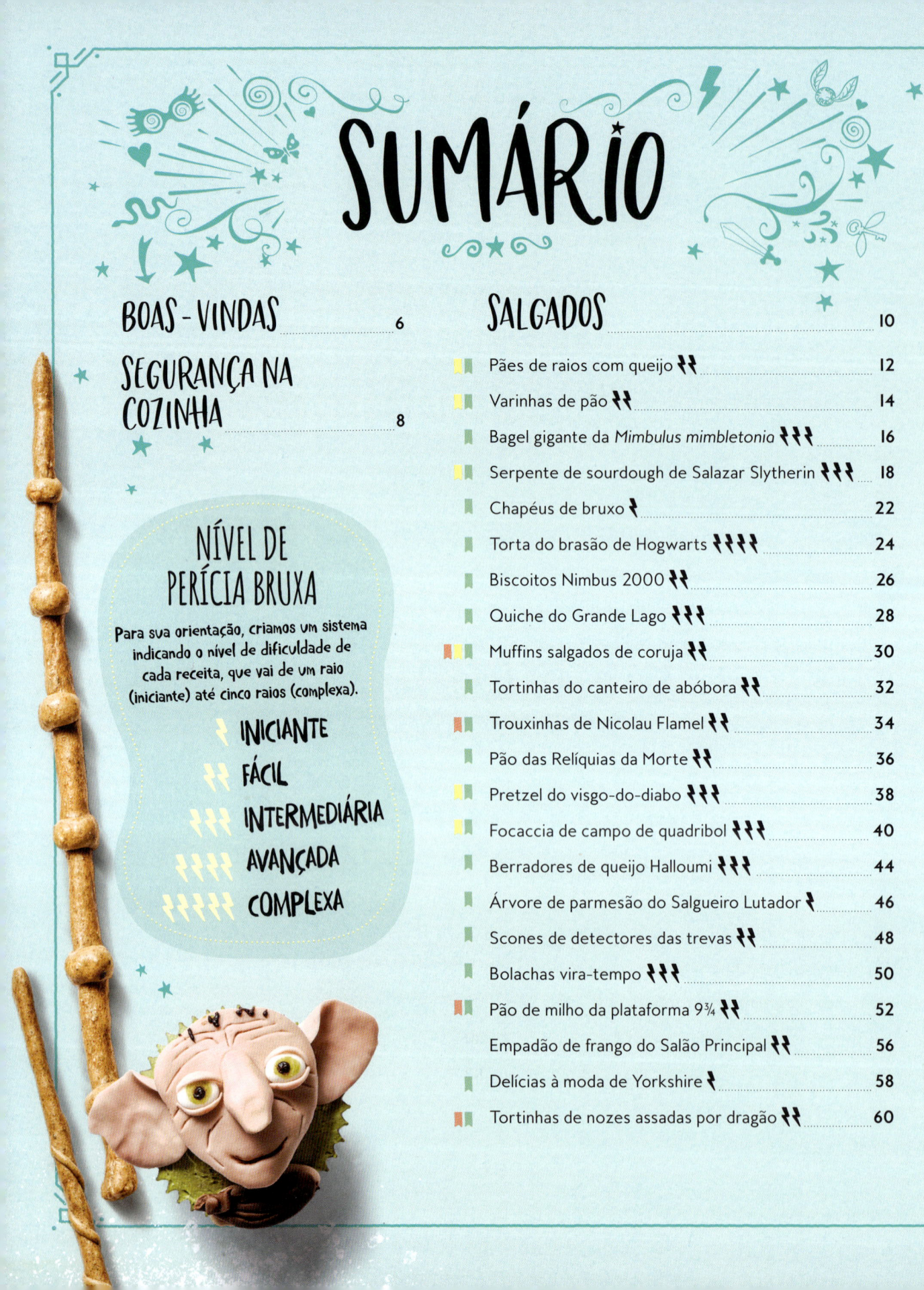

BOAS-VINDAS 6

SEGURANÇA NA COZINHA 8

NÍVEL DE PERÍCIA BRUXA

Para sua orientação, criamos um sistema indicando o nível de dificuldade de cada receita, que vai de um raio (iniciante) até cinco raios (complexa).

⚡ INICIANTE
⚡⚡ FÁCIL
⚡⚡⚡ INTERMEDIÁRIA
⚡⚡⚡⚡ AVANÇADA
⚡⚡⚡⚡⚡ COMPLEXA

SALGADOS 10

Pães de raios com queijo ⚡⚡ 12
Varinhas de pão ⚡⚡ 14
Bagel gigante da *Mimbulus mimbletonia* ⚡⚡⚡ 16
Serpente de sourdough de Salazar Slytherin ⚡⚡⚡ 18
Chapéus de bruxo ⚡ 22
Torta do brasão de Hogwarts ⚡⚡⚡⚡ 24
Biscoitos Nimbus 2000 ⚡⚡ 26
Quiche do Grande Lago ⚡⚡⚡ 28
Muffins salgados de coruja ⚡⚡ 30
Tortinhas do canteiro de abóbora ⚡⚡ 32
Trouxinhas de Nicolau Flamel ⚡⚡ 34
Pão das Relíquias da Morte ⚡⚡ 36
Pretzel do visgo-do-diabo ⚡⚡⚡ 38
Focaccia de campo de quadribol ⚡⚡⚡ 40
Berradores de queijo Halloumi ⚡⚡⚡ 44
Árvore de parmesão do Salgueiro Lutador ⚡ 46
Scones de detectores das trevas ⚡⚡ 48
Bolachas vira-tempo ⚡⚡⚡ 50
Pão de milho da plataforma 9¾ ⚡⚡ 52
Empadão de frango do Salão Principal ⚡⚡ 56
Delícias à moda de Yorkshire ⚡ 58
Tortinhas de nozes assadas por dragão ⚡⚡ 60

DOCES 62

- Cookies espectrocs de Luna 🚩🚩🚩 64
- Cookies da espada de Gryffindor 🚩🚩🚩 66
- Castelo de Hogwarts de gengibre 🚩🚩🚩🚩🚩 68
- Bolo de aniversário de Harry 🚩🚩🚩 72
- Bolo da Floresta Proibida 🚩🚩🚩🚩🚩 74
- Bolo de delícias da Dedosdemel 🚩🚩🚩 78
- Caldeirões de brownie 🚩🚩🚩 80
- Bolos de pedra da cabana de Hagrid 🚩 82
- Cupcakes do Chapéu Seletor 🚩🚩🚩🚩 84
- Cupcakes de cenoura do elfo doméstico 🚩🚩🚩 86
- Bolo da bolsa de contas de Hermione 🚩🚩🚩🚩 88
- Tabuleiro de xadrez de bruxo 🚩 90
- Merengues das casas de Hogwarts 🚩🚩 92
- Pão doce de mandrágora 🚩🚩🚩🚩 94
- Torta de melaço de Hogwarts 🚩🚩🚩 98
- Cookies das chaves mágicas aladas 🚩🚩🚩 100
- *O livro monstruoso dos monstros* 🚩🚩🚩🚩🚩 102
- Pãezinhos de gotas de limão de Dumbledore 🚩🚩 106
- Bombinhas cremosas do pufoso 🚩🚩🚩 108
- Cookies de suéteres de tricô 🚩🚩🚩 110
- Cheesecake de chocolate d'A Toca 🚩🚩🚩 112

MODELOS 115
ÍNDICE 122

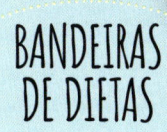

BANDEIRAS DE DIETAS

Segue uma dieta vegetariana, vegana ou sem glúten? Fique de olho nestas bandeirinhas coloridas que vão lhe dizer quais receitas são adequadas para você:

V — Adequada para VEGETARIANOS

VG — Adequada para VEGANOS

SG — Adequada para quem faz uma dieta SEM GLÚTEN

Se estiver preparando uma receita vegetariana ou vegana que necessite de corantes alimentícios, doces, coberturas ou outros itens comprados no mercado, não deixe de conferir a lista de ingredientes no rótulo do fabricante para selecionar opções feitas com ingredientes de origem vegetal.

accio

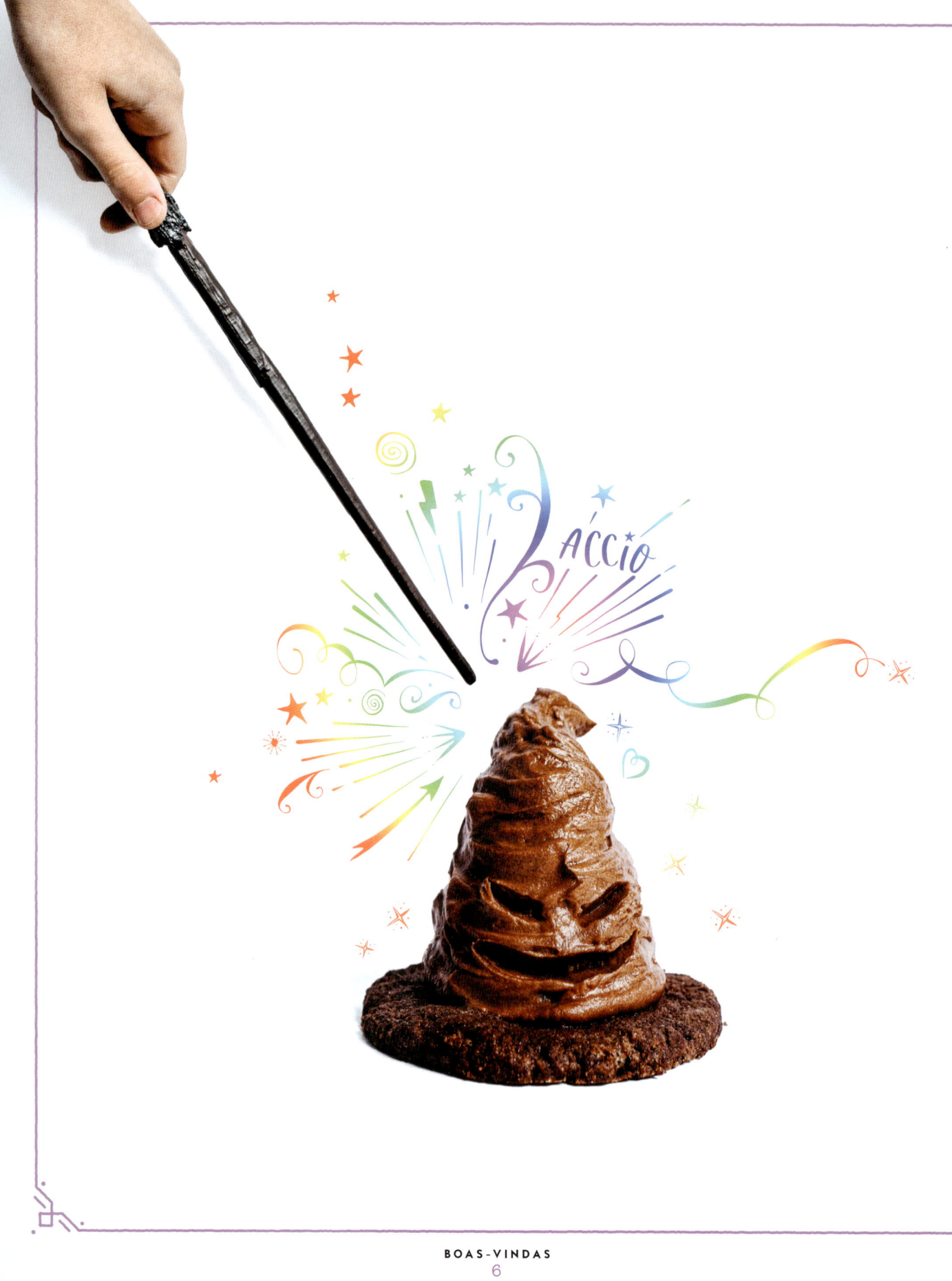

BOAS-VINDAS

Boas-vindas ao Livro de Confeitaria Oficial de Harry Potter

Embarque numa aventura mágica toda vez que entrar na cozinha!

Este livro está recheado de receitas saborosas, inspiradas nos filmes de Harry Potter — desde os Pães de raios com queijo, os Cookies da espada de Gryffindor e as Trouxinhas de Nicolau Flamel até a Focaccia do campo de quadribol.

Antes de começar, certifique-se de que dispõe de todos os ingredientes e utensílios necessários — além da mente aguçada de Hermione Granger, da coragem inabalável de Harry Potter e da lendária paixão de Rony Weasley pela comida! Esta última qualidade é especialmente importante, pois esses pratos, feitos com muitos ingredientes saudáveis e incluindo opções vegetarianas, veganas e sem glúten (sinalizadas com bandeirinhas coloridas — fique de olho nelas!), foram criados para deixar você com água na boca.

Lembre-se também de dar uma olhada nos raios, que representam o nível de dificuldade de cada receita, começando com um raio (iniciante) até cinco (complexa). Você pode começar pelas mais simples e progredir pouco a pouco — ou mergulhar sem medo. Afinal, tudo depende da casa com que você se identifica mais: Grifinória, Sonserina, Corvinal ou Lufa-Lufa! (E, por falar nisso, a Torta do brasão de Hogwarts, nas páginas 24-25, é simplesmente deliciosa, assim como os Merengues das casas de Hogwarts nas páginas 92-93.)

Assim que escolher a receita, lembre-se de lavar as mãos com água e sabão e vestir um avental para proteger a roupa. Se ainda não tiver idade para praticar magia fora de Hogwarts, certifique-se de ter a supervisão de um adulto ao cozinhar, especialmente ao lidar com facas, eletrodomésticos ou fornos e panelas quentes. Se você tem um forno com ventilação, vai precisar diminuir a temperatura entre 10° C e 20° C em relação à temperatura indicada na receita. Por favor, verifique o manual do fabricante ou utilize um termômetro para fornos. E peça ajuda a um adulto também para ler as receitas e garantir que não haja nenhuma preocupação com ingredientes que causem alergia.

Enfim, segurando um lápis (ou uma varinha mágica, se você tiver uma), diga em voz alta: "Juro solenemente não fazer nada de bom!" E assim vai entrar no clima para recriar a magia de Harry Potter na sua cozinha.

Feliz culinária mágica!

SEGURANÇA NA COZINHA

As receitas deste livro são tão saborosas que temos certeza de que você vai querer botar a mão na massa imediatamente. Mas, antes de começar, leia estas dicas de segurança. Elas vão garantir que tudo aconteça num passe de mágica, quando você começar.

ANTES

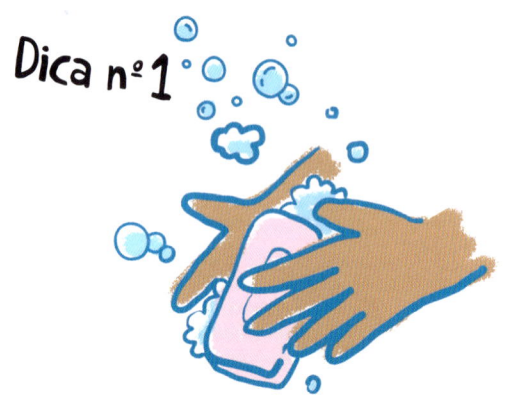

Dica nº 1
Lave muito bem as mãos com água e sabão. Depois, seque-as bem com uma toalha limpa.

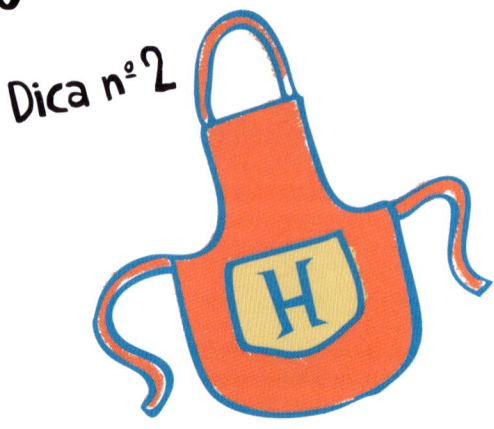

Dica nº 2
Vista um avental para proteger sua roupa e, se seu cabelo for comprido, prenda-o.

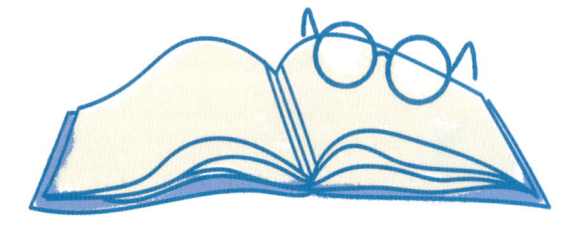

Dica nº 3
Leia toda a receita antes de começar, certificando-se de ter todos os ingredientes e utensílios necessários.

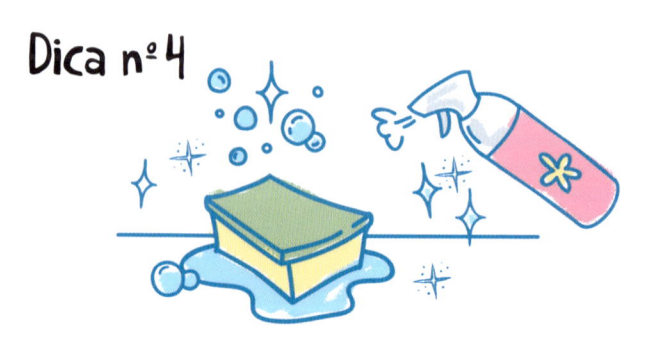

Dica nº 4
Garanta que a área de trabalho esteja bem limpinha (e a mantenha assim, tanto quanto possível).

DURANTE

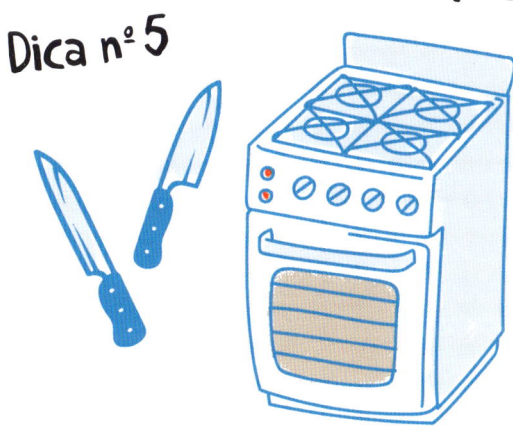

Dica nº 5

Peça ajuda a um adulto ao usar objetos pontiagudos (como facas) ou lidar com fornos ou panelas quentes.

Escolha alguém que não seja como Gilderoy Lockhart, por favor – todo mundo lembra o que aconteceu com o braço do pobre Harry!

Dica nº 6

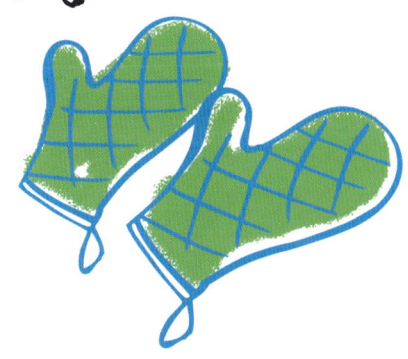

Lembre-se de sempre colocar luvas de proteção ao utilizar o forno, e de sempre fazer o corte no sentido oposto a seu corpo ao usar facas.

DEPOIS

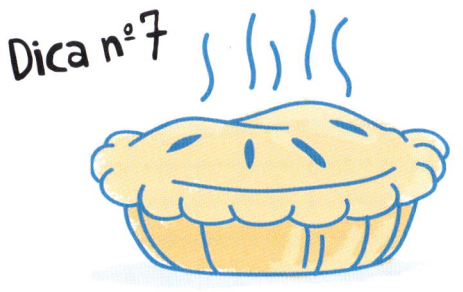

Dica nº 7

Nunca sirva a comida enquanto estiver muito quente. Deixe esfriar um pouco antes de começar a comer.

Afinal de contas, seus amigos não são dragões!

IMPORTANTE!

Às vezes, quando os alimentos não são manuseados de forma adequada, podem fazer você passar mal. Por isso sempre lave frutas, legumes, verduras e ervas antes de usá-los e mantenha carne, frango e peixe crus longe dos outros alimentos.

Se a receita escolhida incluir proteína crua, use uma tábua de corte separada, se possível. E não se esqueça de lavar as mãos depois.

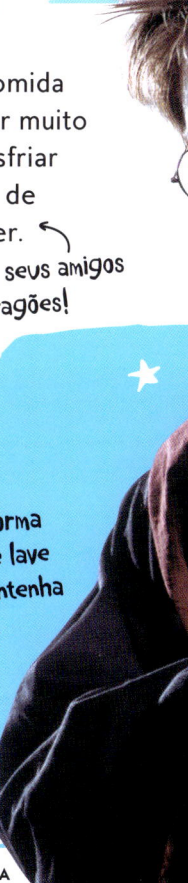

SEGURANÇA NA COZINHA

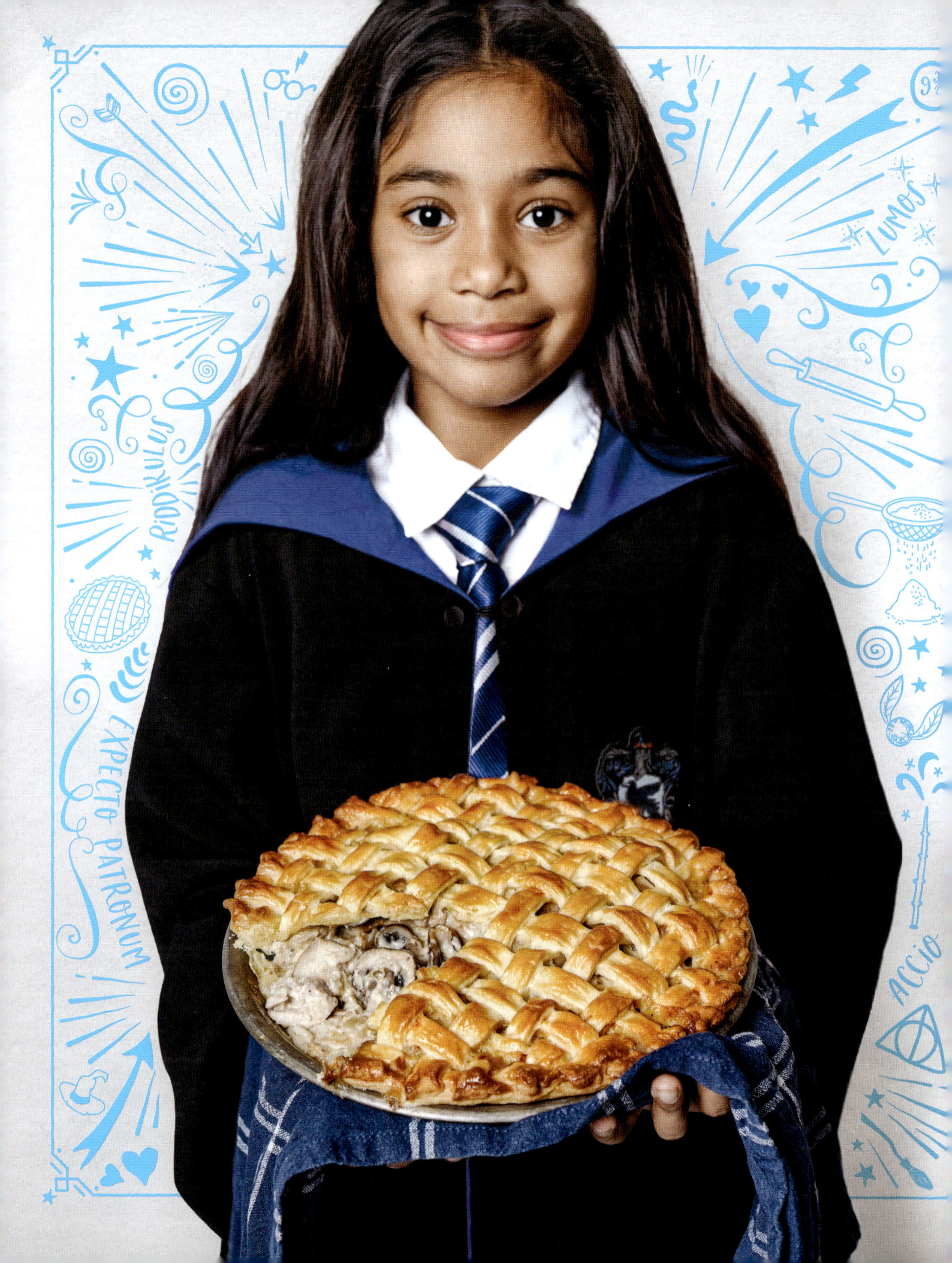

Riddikulus
Expecto Patronum
Lumos
Accio

SALGADOS

"Que comece o banquete!"

— Professor Dumbledore —

Nesta seção você encontra receitas
de pratos salgados ou condimentados.
Veja as delícias que vai tirar do forno!

PÃES DE RAIOS COM QUEIJO

8 UNIDADES · **20 MINUTOS MAIS TEMPO DE DESCANSO DA MASSA** · **12 MINUTOS**

Harry Potter adquiriu a cicatriz em forma de raio quando era apenas um bebê, depois de um encontro sombrio com Lorde Voldemort — um lembrete permanente de que ele não é um bruxo comum; ele é O-Menino-Que-Sobreviveu! Crie sua própria versão da marca icônica de Harry com esses pães achatados com queijo que derretem na boca.

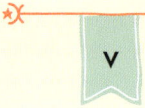

V

PARA OS PÃES

3 xícaras/375 g de farinha branca para pão

1 colher de chá de fermento biológico

3 colheres de sopa de ervas frescas bem picadas ou 1 colher de chá de ervas secas

½ xícara/60 g de queijo cheddar ralado fino

3 colheres de sopa de azeite de oliva

1 colher de chá de sal

PARA FINALIZAR

4 colheres de sopa de queijo cheddar ralado fino

Páprica

VG Para uma deliciosa versão vegana, substitua o cheddar pelo seu queijo vegano favorito.

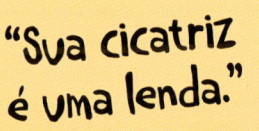

1. Para fazer o pão, junte a farinha, o fermento, as ervas, o queijo, o azeite e o sal em uma tigela. Adicione 250 ml de água morna e misture bem com uma espátula arredondada até obter uma massa. Se ainda estiver seca e farelenta, adicione um pouco mais de água.

2. Vire a massa sobre uma superfície levemente enfarinhada e sove por 10 minutos, até que esteja completamente lisa e elástica. Deixe descansar em uma tigela untada com óleo, cubra com papel-filme e deixe em um lugar aquecido por 1h-1h30, ou até que a massa tenha dobrado de tamanho.

3. Preaqueça o forno a 220º C. Forre duas assadeiras com papel-manteiga. Vire a massa sobre uma superfície levemente enfarinhada e corte em 8 pedaços de tamanho semelhante. Abra cada pedaço sobre a superfície enfarinhada até atingir uma forma oval, medindo cerca de 17x12 cm.

4. Coloque 4 pedaços em cada assadeira, mantendo um espaço entre eles. Use a ponta de uma faca afiada para marcar uma grande cicatriz em cada pedaço.

5. Cubra cada pedaço, sem pressionar, com papel-filme untado com óleo e deixe em local aquecido por 30 minutos, ou até que cresçam um pouco. Asse por 10 minutos. Polvilhe com queijo e páprica e devolva ao forno por alguns minutos, até que o queijo derreta. Sirva quente ou frio.

> "Sua cicatriz é uma lenda."
> — Lúcio Malfoy
> em *Harry Potter e a Câmara Secreta*.

FATO MÁGICO

Durante a produção dos oito filmes de Harry Potter, a cicatriz em forma de raio foi aplicada mais de duas mil vezes à testa do ator Daniel Radcliffe.

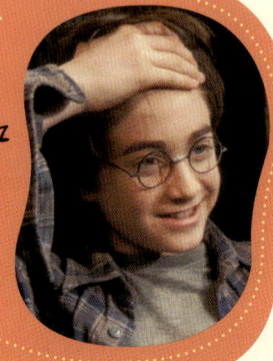

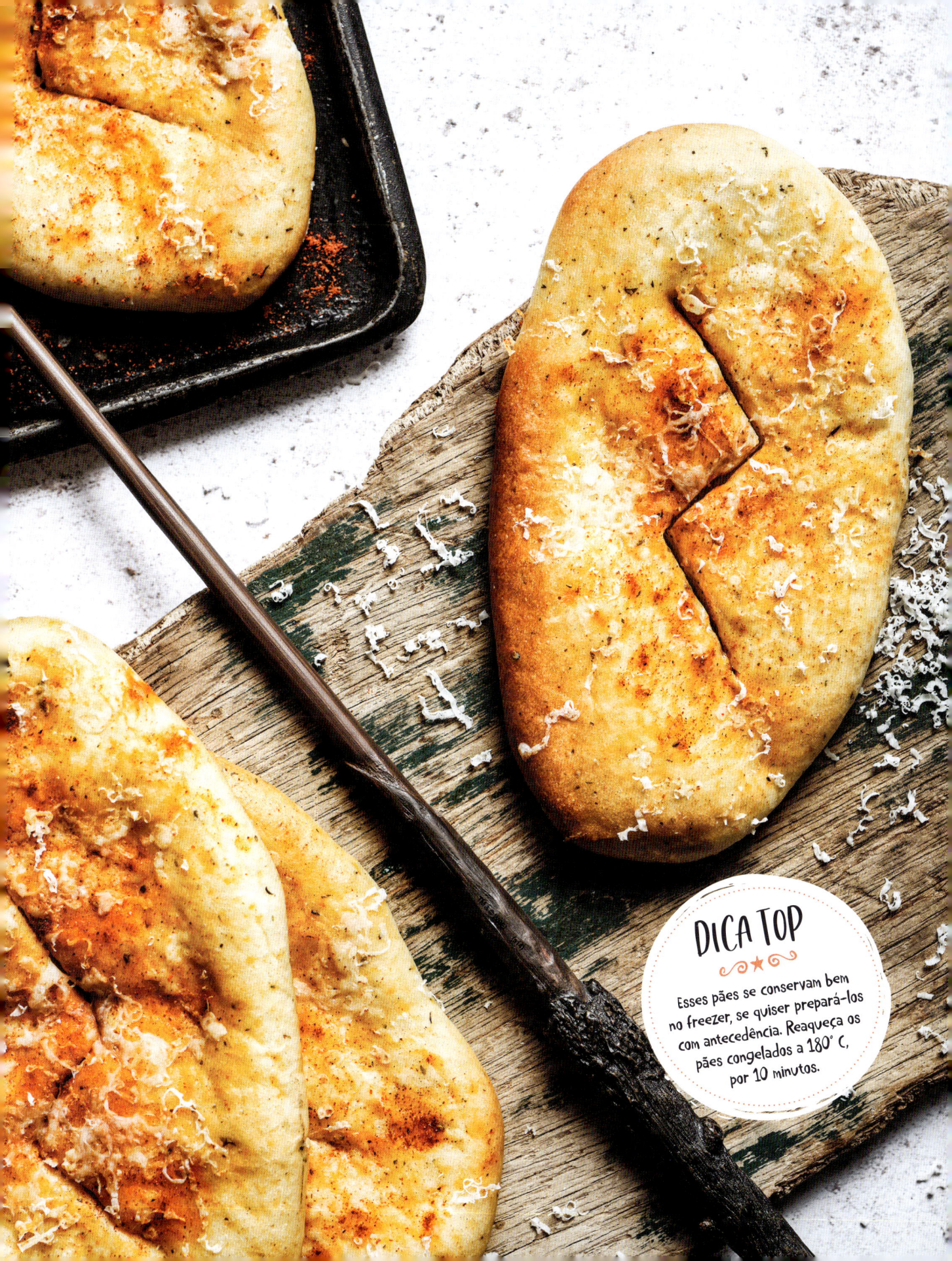

DICA TOP

Esses pães se conservam bem no freezer, se quiser prepará-los com antecedência. Reaqueça os pães congelados a 180° C, por 10 minutos.

VARINHAS DE PÃO

8 UNIDADES | **1 HORA MAIS TEMPO DE DESCANSO DA MASSA** | **10 MINUTOS**

Faça varinhas de pão dignas da loja Olivaras. Mas qual estilo escolher? O padrão de hera retorcida da varinha de Hermione? Um cabo parecendo um tronco de árvore, como a de Harry? Ou talvez um design exclusivo, criado por você? Afinal de contas, a varinha escolhe o bruxo! Seja qual for sua decisão, garantimos um sabor incrível... depois que você terminar de agitá-las. Todos juntos: ⌇Expecto Patronum!⌇

V | **VG**

PARA AS VARINHAS

- 1 ¼ xícara/155 g de farinha de pão integral
- ¼ de colher de chá de fermento biológico
- 1 colher de chá de mix de ervas secas
- 1 colher de sopa de azeite de oliva
- ½ colher de chá de sal
- Leite de amêndoa ou de aveia, para pincelar

PARA A PASTINHA

- ½ xícara/120 g de iogurte sem lactose
- ½ xícara/120 g de maionese vegana
- 2 colheres de sopa de tapenade vegana de azeitonas pretas

1. Coloque a farinha, o fermento, as ervas, o azeite e o sal em uma tigela. Adicione ⅓ de xícara/90 ml de água morna e misture bem com uma espátula arredondada até tudo estar incorporado e forme uma massa. Acrescente um pouco mais de água se estiver seca e farelenta. Vire a massa sobre uma superfície levemente enfarinhada e sove por 10 minutos até que esteja lisa e elástica. Coloque em uma tigela levemente enfarinhada, cubra com papel-filme e deixe descansar em local aquecido por 30 minutos.

2. Preaqueça o forno a 220° C. Forre uma assadeira grande com papel-manteiga. Vire a massa sobre uma superfície ligeiramente enfarinhada e corte em 8 pedaços de tamanho semelhante. Enrole cada pedaço nas palmas das mãos para moldar as varinhas, deixando-as mais grossas na extremidade do "cabo" e afinando a outra ponta. Considere que a massa vai expandir enquanto assa, então enrole varinhas bem finas. Cada uma deve ficar com 30 cm de comprimento.

3. Pincele de leve as varinhas com leite de amêndoa ou de aveia e leve ao forno por 8 a 10 minutos, ou até que estejam firmes ao toque.

4. Enquanto assam, junte o iogurte e a maionese. Reserve 1 colher de sopa da mistura. Transfira o restante para uma tigela de servir e adicione a tapenade. Faça uma espiral com a mistura reservada. Sirva com as varinhas.

PESTO

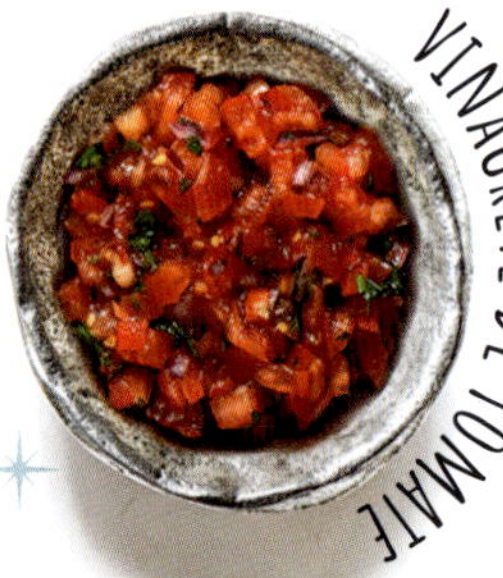

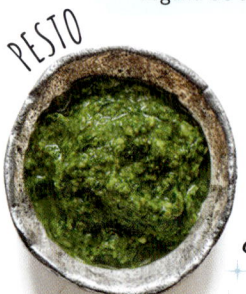

Além da nossa sugestão, você também pode servir suas varinhas com molhos pesto, vinagrete de tomate ou pasta de queijo vegano. São opções que vão, com certeza, ajudá-lo a lançar os feitiços certos.

PASTA DE QUEIJO VEGANO

VINAGRETE DE TOMATE

DICA TOP

Quer fazer a varinha do seu personagem favorito? Veja nossos exemplos e molde as suas. Essas daqui foram personalizadas para Harry, Hermione, Rony, Gina e Alvo Dumbledore.

Hermione — Rony — Harry — Dumbledore — Gina

SALGADOS

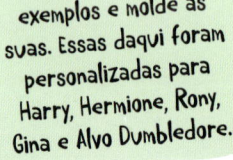

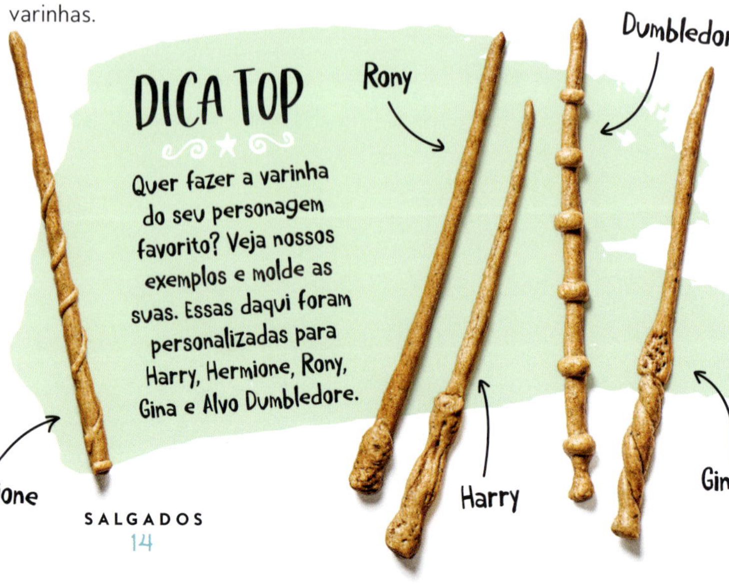

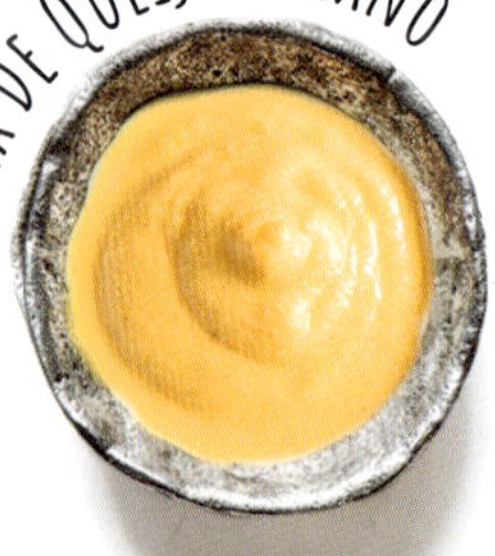

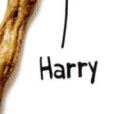

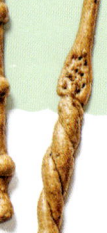

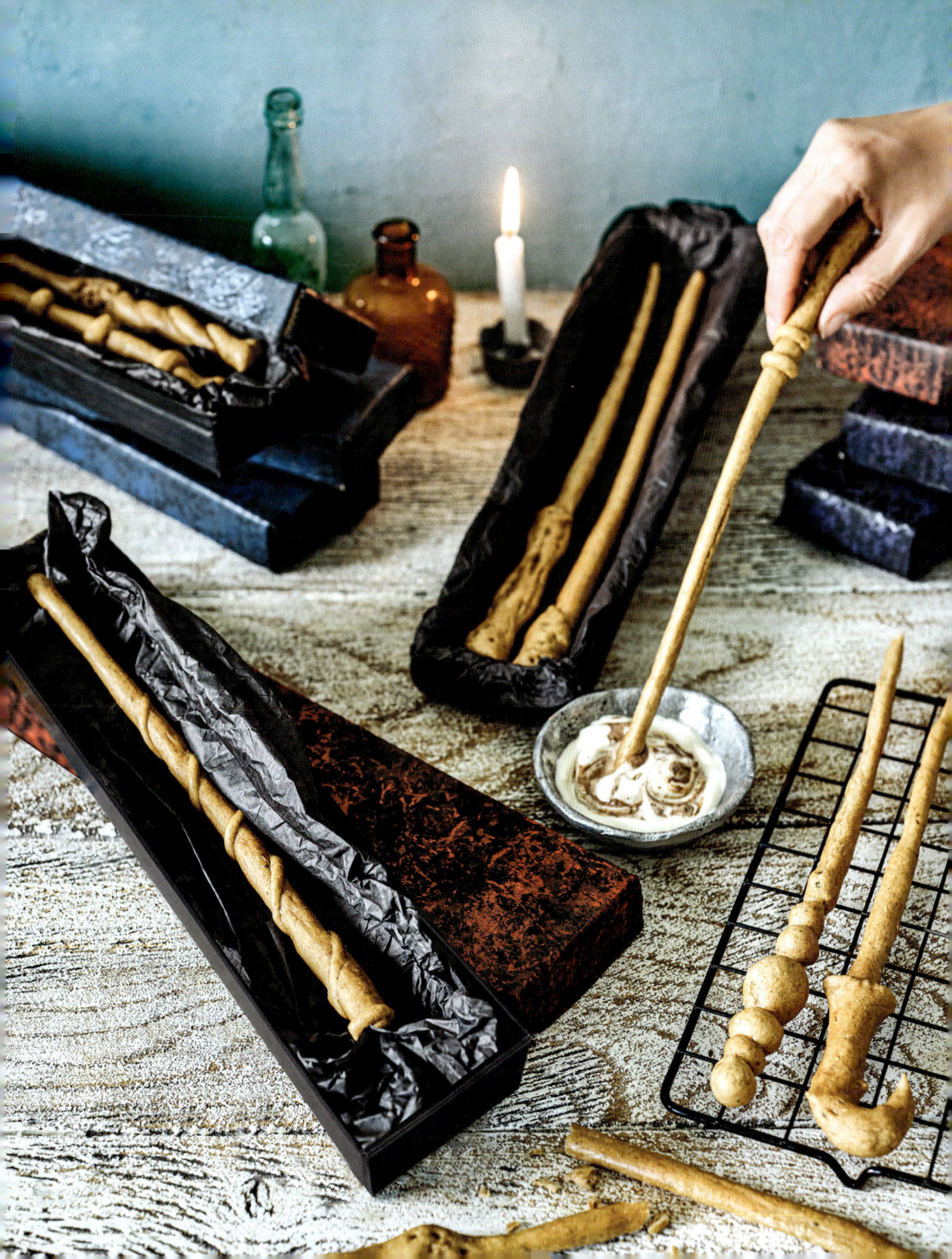

BAGEL GIGANTE DA MIMBULUS MIMBLETONIA

1 UNIDADE | **1 HORA MAIS TEMPO DE DESCANSO DA MASSA** | **35 MINUTOS**

Se, como Neville Longbottom, você andou prestando bastante atenção às aulas de Herbologia da Profª Sprout, sabe que a *Mimbulus mimbletonia* é uma rara planta mágica parecida com um cacto, mas com pústulas em vez de espinhos. Esta receita irresistível mostra como cultivar uma delas. E não se preocupe, deixamos de fora a escrofulária!

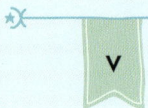

PARA O PÃO
- 4 xícaras/500 g de farinha branca para pão
- 1 ½ colher de chá de fermento biológico
- 1 ½ colher de chá de sal
- 1 ovo grande, batido
- 2 colheres de sopa de azeite de oliva
- 2 colheres de sopa de açúcar cristal

PARA FINALIZAR
- 1 clara de ovo grande, batida
- ½ xícara caprichada/150 g de pesto de manjericão
- ½ pimentão vermelho

EQUIPAMENTO ESPECIAL
- Forma de pão com 1,5 litro de capacidade
- Pincel de confeiteiro
- Escumadeira

1. Para preparar o pão, coloque a farinha, o fermento, o sal, o ovo, o azeite e o açúcar em uma tigela. Adicione 1 xícara/250 ml de água morna e misture bem até obter uma massa. Adicione um pouco mais de água se a massa estiver seca e quebradiça. Despeje a mistura em uma superfície enfarinhada e sove por 10 minutos até que fique lisa e elástica. Coloque em uma tigela levemente untada com óleo, cubra com papel-filme e deixe em local aquecido por 1h-1h30 ou até que a massa tenha dobrado de tamanho.

2. Unte uma forma de pão com capacidade equivalente a 6 xícaras ou 1,5 litro. Polvilhe um pouco de farinha numa assadeira grande. Soque a massa para desinflá-la e despeje em uma superfície enfarinhada. Molde bolinhas, variando o tamanho para que elas tenham entre 2,5 cm e 5 cm de diâmetro. Mantenha as bolinhas ligeiramente afastadas, cubra com um pano de prato e deixe descansar por 15 minutos, até que cresçam um pouco. Ponha uma panela grande com água para ferver.

3. Divida as bolas de massa em 4 porções. Transfira cuidadosamente a primeira leva para a água fervente e cozinhe por 1 minuto, virando-as após 30 segundos. Retire com uma escumadeira e deixe numa tábua. Repita com o restante da massa.

4. Preaqueça o forno a 220º C. Bata a clara com o pesto em uma tigela. Passe uma das bolas de massa cozidas no pesto até que fique generosamente coberta e coloque na forma. Repita o processo com todas as bolinhas, amassando delicadamente para ajustar aos cantos da forma de pão. Pincele qualquer pesto restante sobre a massa.

5. Leve ao forno e asse por 25 minutos. Enquanto isso, retire as sementes do pimentão vermelho e corte em fatias finas de 0,5 cm. Corte as tiras em triângulos.

6. Retire o pão do forno e decore a superfície com os pedaços de pimentão. Pode ser mais fácil fazer furinhos na superfície do pão com a ponta de uma faca afiada e enfiar os pedaços de pimentão nos furos. Retorne ao forno por mais 10 minutos, cobrindo o pão, sem pressioná-lo, com papel-alumínio caso comece a dourar demais. Deixe esfriar na forma e sirva morno ou frio, em fatias grossas.

FATO MÁGICO

Quando cutucada, a planta *Mimbulus mimbletonia* libera uma substância verde-escura de suas pústulas conhecida como escrofulária. Essa seiva é muito, muito fedorenta, por isso, sempre manuseie com cuidado.

SALGADOS

PARA SERVIR

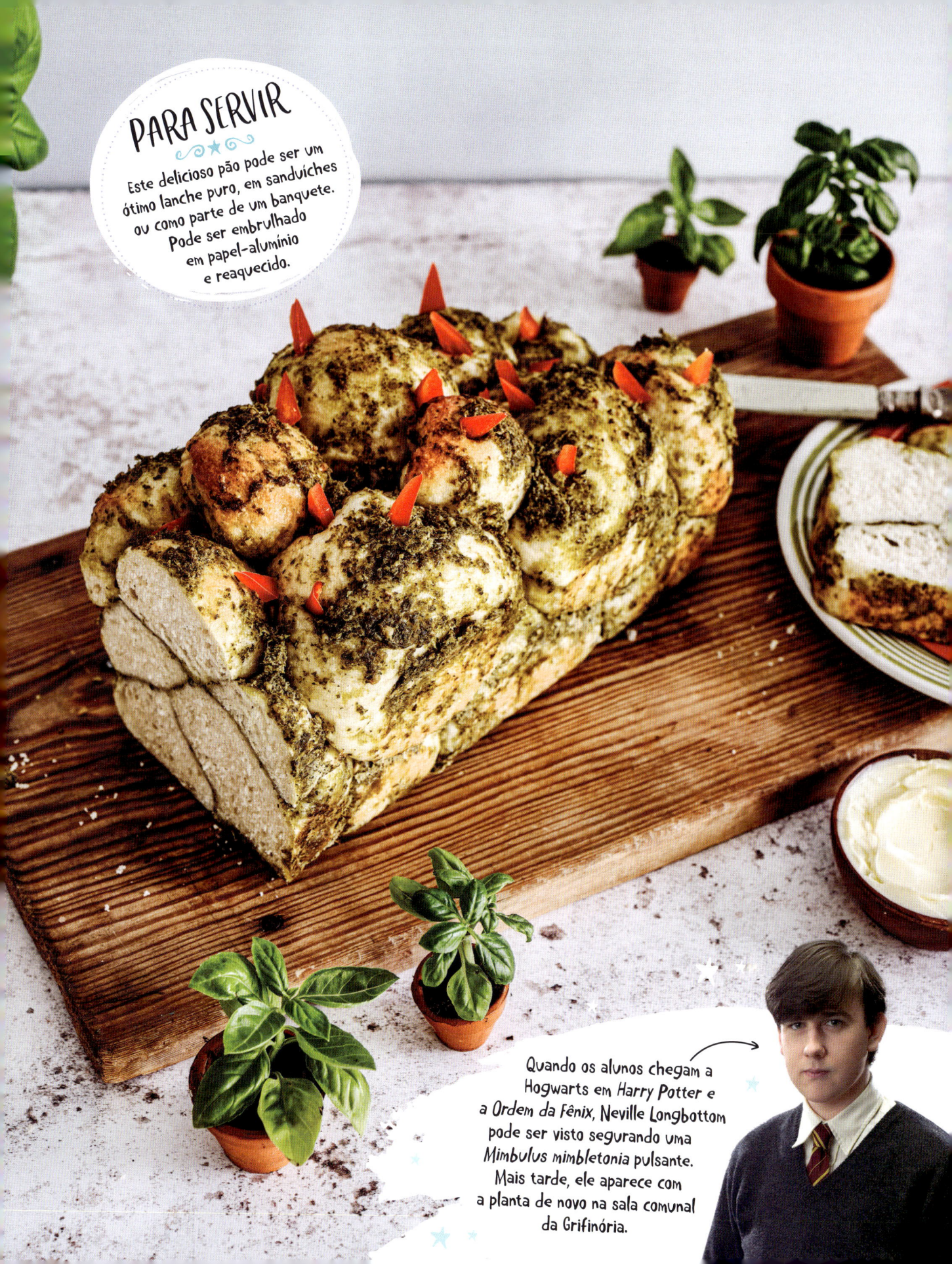

Este delicioso pão pode ser um ótimo lanche puro, em sanduíches ou como parte de um banquete. Pode ser embrulhado em papel-alumínio e reaquecido.

Quando os alunos chegam a Hogwarts em *Harry Potter e a Ordem da Fênix*, Neville Longbottom pode ser visto segurando uma *Mimbulus mimbletonia* pulsante. Mais tarde, ele aparece com a planta de novo na sala comunal da Grifinória.

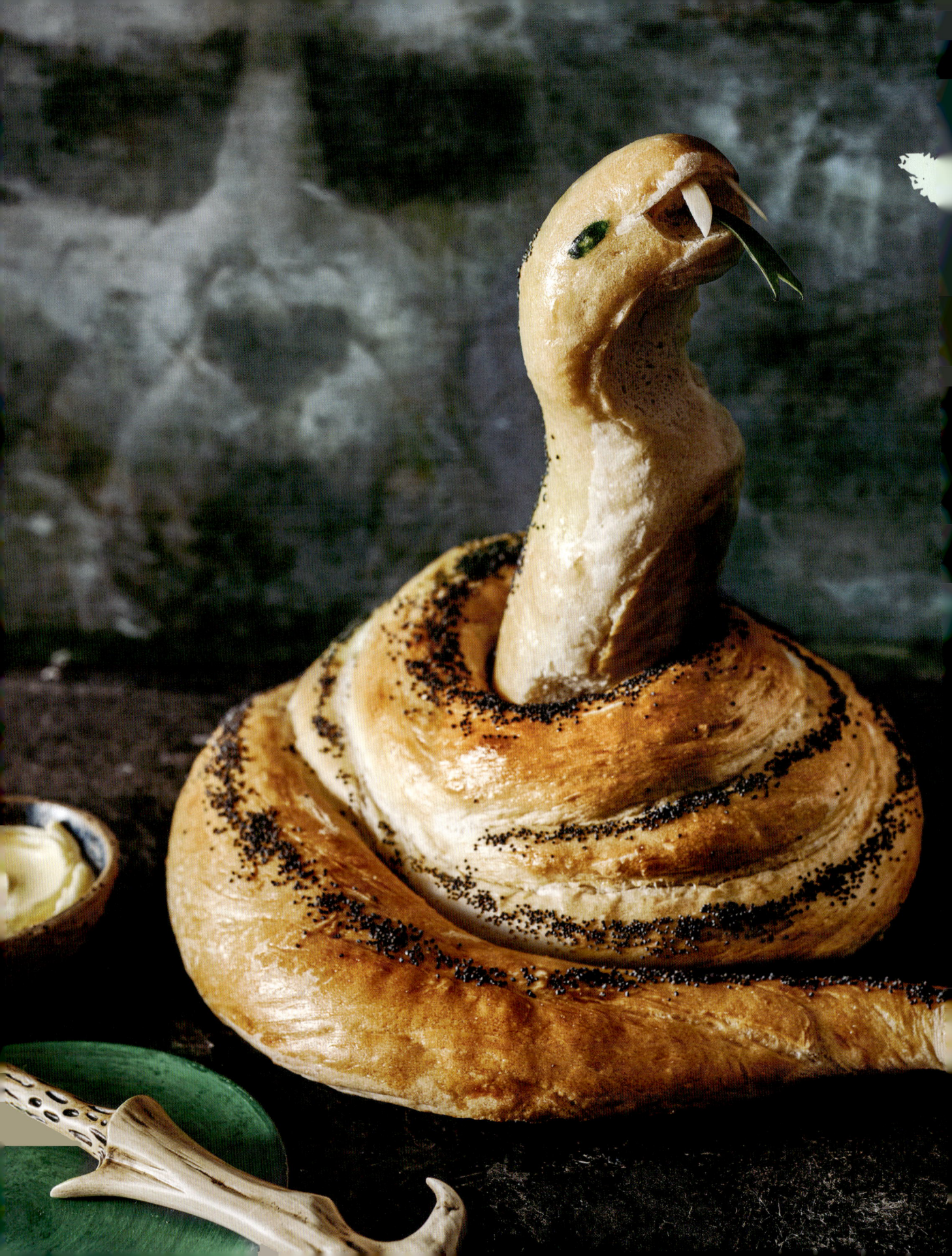

SERPENTE DE SOURDOUGH DE SALAZAR SLYTHERIN

1 PÃO GRANDE · **1H30 MAIS TEMPO DE DESCANSO E FERMENTAÇÃO** · **30 MINUTOS**

O basilisco, também conhecido como a serpente de Slytherin, é uma das criaturas mais assustadoras dos filmes de Harry Potter. Colocado na câmara secreta por Salazar Slytherin pouco antes de abandonar Hogwarts em desgraça, esse enorme monstro com presas afiadas é capaz de petrificar qualquer um só com o olhar. Aqui, mostramos como fazer sua própria versão, pronta para dar o bote. Aconselhamos ter alguns Cookies da espada de Gryffindor (veja a página 66) à mão, só para garantir.

1. Para fazer a massa do pão de fermentação natural (sourdough), coloque 2 xícaras/250 g de farinha em uma tigela grande com o fermento biológico. Adicione 1 xícara/250 ml de água morna e misture bem até obter uma massa grossa e pegajosa. Cubra a tigela com um pano de prato umedecido e deixe descansar em temperatura ambiente por 24 horas. A massa crescerá e bolhas se formarão na superfície.

2. No dia seguinte, adicione à massa a farinha restante, o sal e mais 2/3 de xícara/150 ml de água morna. Misture bem até obter uma massa macia, mas não pegajosa. Se a mistura estiver seca e quebradiça, adicione um pouco mais de água. Vire a massa sobre uma superfície enfarinhada e sove por 10 minutos, até que fique lisa e elástica. Transfira para uma tigela untada com um pouco de óleo, cubra com papel-filme e deixe crescer em local aquecido até que a massa dobre de tamanho, por 2 horas.

3. Forre 2 assadeiras com papel-manteiga. Corte um tubo de papelão em um pedaço de 12,5 cm e outro de 5 cm de comprimento e embrulhe as duas partes em papel-alumínio. Soque a massa para desinflá-la e vire sobre uma superfície enfarinhada. Separe a massa em 5 porções e reserve duas partes. Enrole o restante com as palmas das mãos até ficar bem longo, com 1 m, afinando na extremidade da cauda (veja a Dica Top).

Continua na próxima página.

PARA A MASSA

655 g de farinha branca para pão

1 colher de chá de fermento biológico

2 colheres de chá de sal

PARA FINALIZAR

1 gema batida, para pincelar

1 colher de sopa de sementes de papoula

Amêndoas laminadas

Casca de pepino

Corante alimentício verde

Cream cheese (opcional)

EQUIPAMENTO ESPECIAL

Rolo de papelão de 5 cm de diâmetro, como de papel-toalha, ou um rolo de papel de embrulho

Pincel fino

Faca (de preferência serrilhada)

VG Para uma receita vegana, use leite de aveia ou de arroz para pincelar o pão em vez do ovo batido.

DICA TOP
Quando a massa estiver bem fina, haverá um ponto em que ela ficará tão elástica que não esticará mais. Quando isso acontecer, deixe a massa descansar por mais alguns minutos e depois volte a esticar. Repita o processo uma ou duas vezes, se necessário.

SALGADOS

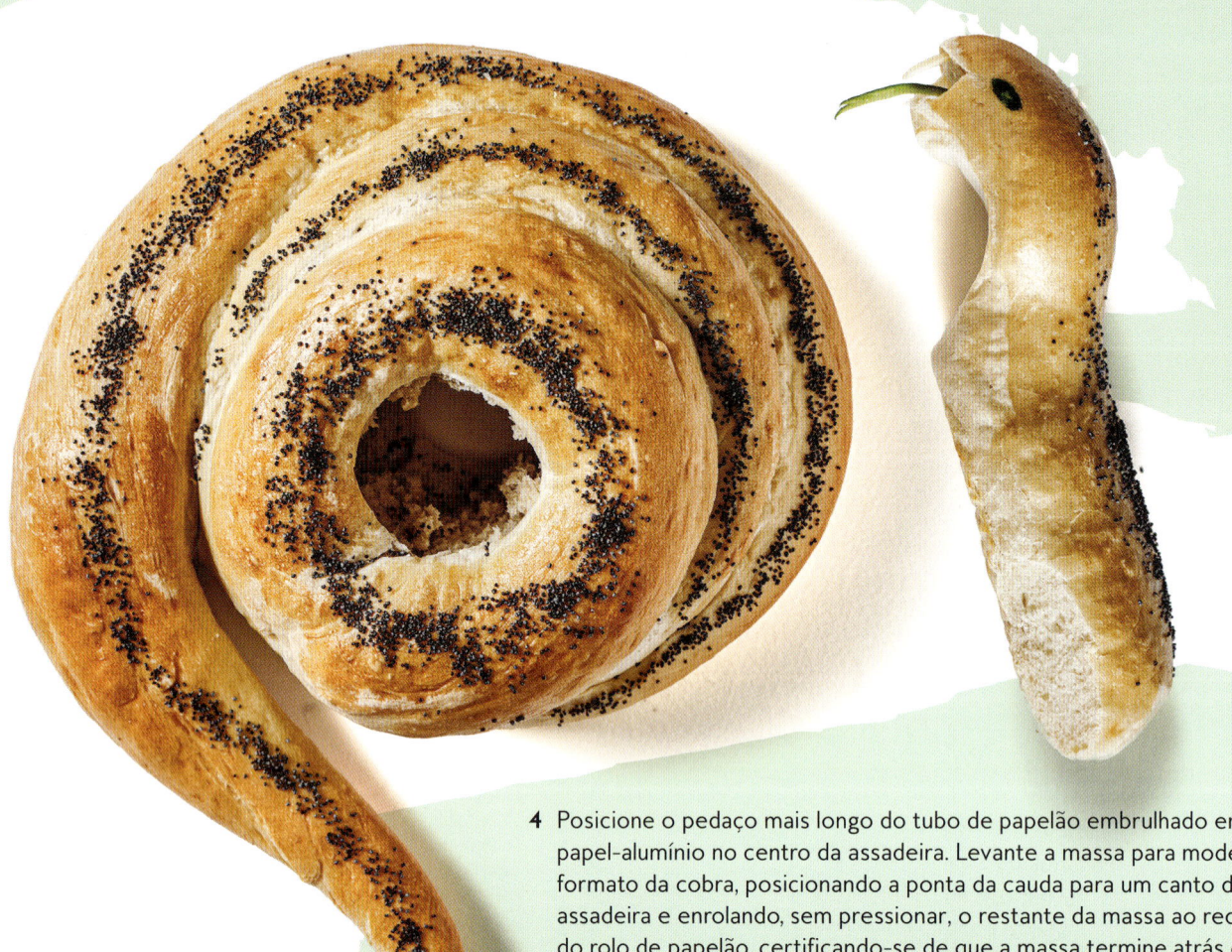

4. Posicione o pedaço mais longo do tubo de papelão embrulhado em papel-alumínio no centro da assadeira. Levante a massa para modelar o formato da cobra, posicionando a ponta da cauda para um canto da assadeira e enrolando, sem pressionar, o restante da massa ao redor do rolo de papelão, certificando-se de que a massa termine atrás do tubo. Divida a massa reservada na metade.

5. Abra um dos pedaços da massa até chegar a 30 cm de comprimento e posicione ao redor do tubo com as pontas voltadas para trás. Amasse o rolo menor para achatá-lo e o coloque na segunda assadeira.

6. Abra o pedaço de massa restante até 20 cm de comprimento e posicione na assadeira com uma das pontas apoiada no rolo de papel para criar a curva da cabeça. Mantenha tudo em local aquecido por 45 minutos até crescer. Preaqueça o forno a 220º C.

7. Pincele a massa com a gema batida e polvilhe com sementes de papoula. Asse durante 20 minutos. Remova a cabeça da cobra do forno e retire o tubo envolto no papel-alumínio do corpo. Retorne o pão ao forno por mais 10 minuto e deixe esfriar em seguida.

8. Com a supervisão de um adulto, use cuidadosamente uma faca afiada, de preferência serrilhada, para cortar uma pequena cunha do topo da cabeça e moldar a boca. Encaixe o pescoço na cavidade no centro do corpo. Separe duas amêndoas laminadas e as posicione como presas pontudas na boca, assim como uma longa língua bifurcada com a casca do pepino (veja a Dica Top). Finalize pintando os olhos usando corante alimentício verde.

DICA TOP

Inserir as "presas" de amêndoas é um pouco complicado. Para que elas fiquem no lugar, faça dois cortes no céu da boca da cobra com uma faca afiada e enfie as presas. Se não se encaixarem bem, use um pouco de cream cheese para assentá-las.

SALGADOS

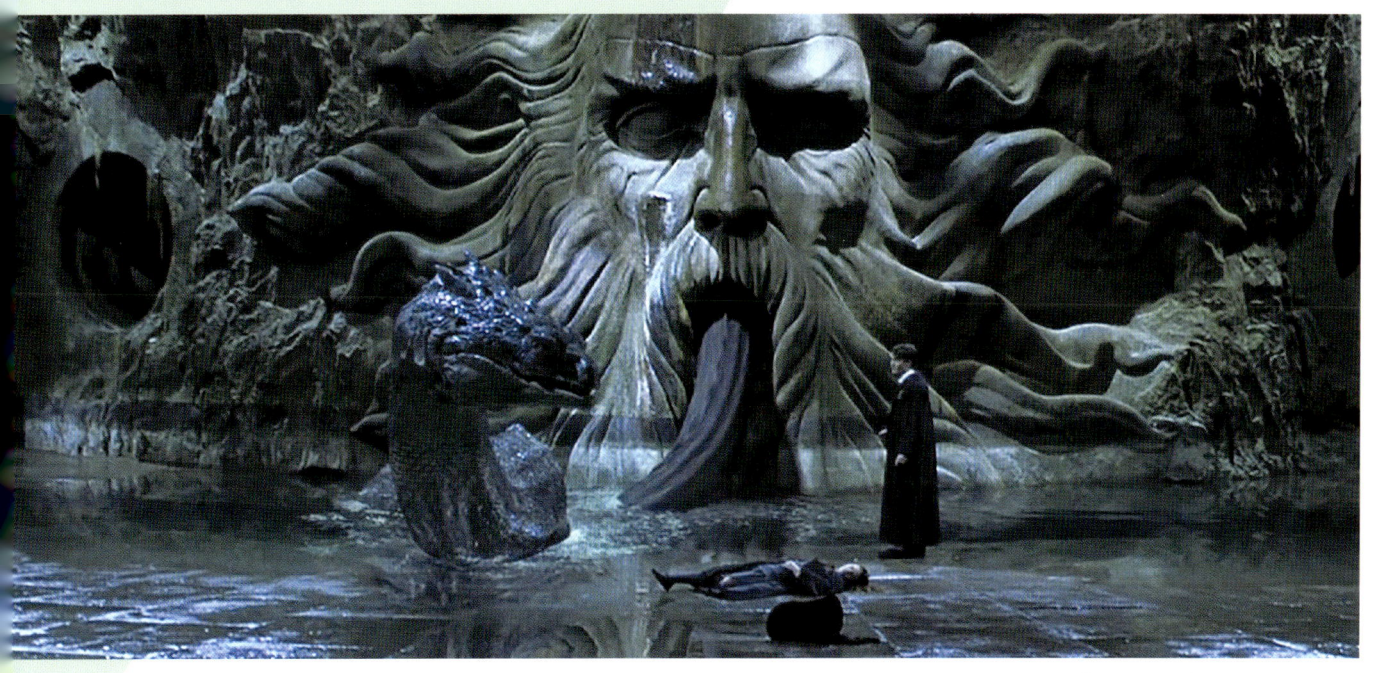

FATO MÁGICO

A Câmara Secreta foi um dos maiores cenários da série de filmes de Harry Potter, com incríveis 75 x 35 m. Seu residente mortal, o basilisco, foi criado com uma mistura de efeitos computadorizados e animatronics.

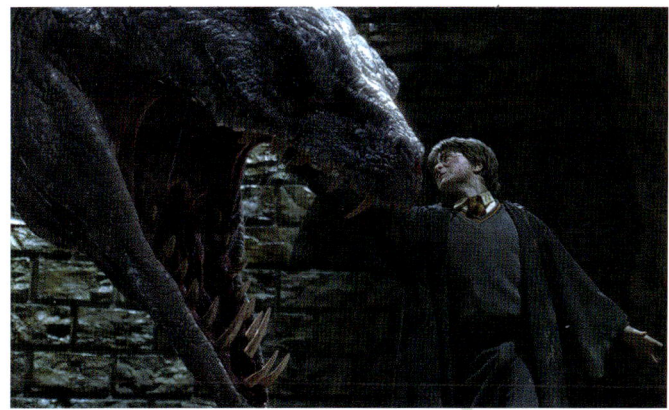

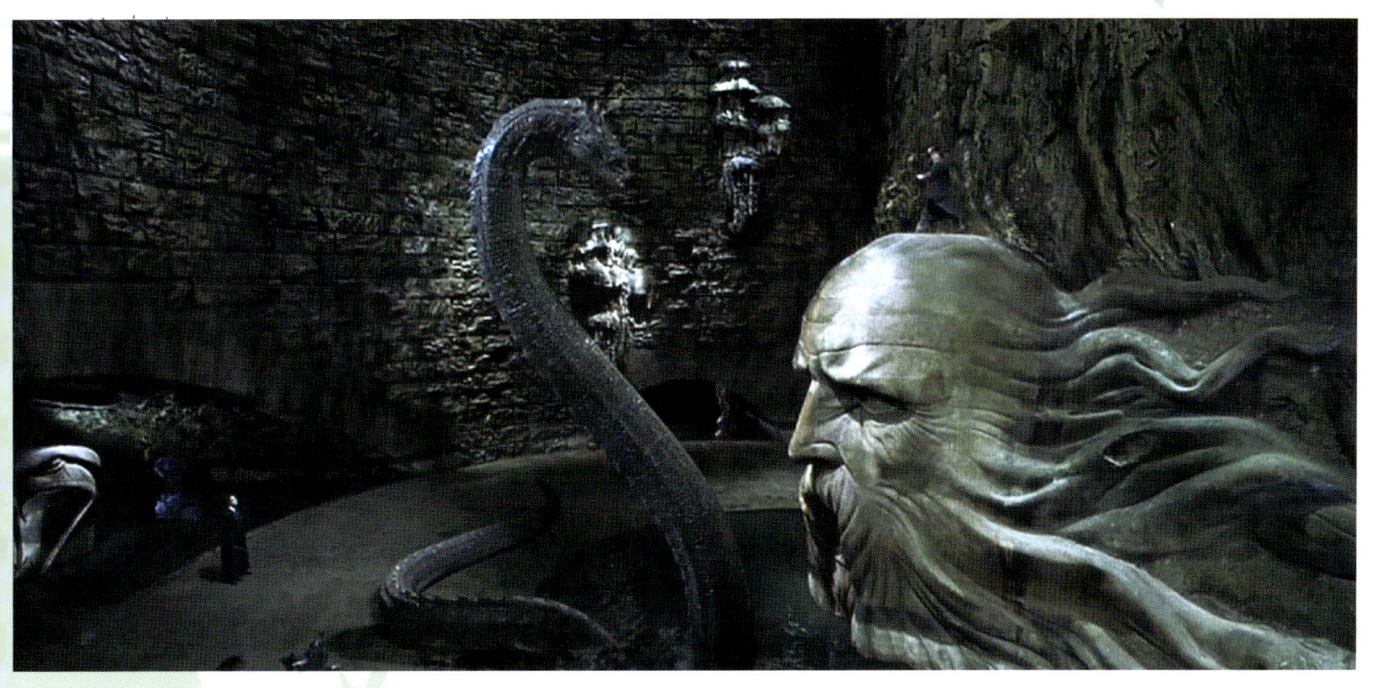

CHAPÉUS DE BRUXO

10 UNIDADES — **20 MINUTOS** — **25 MINUTOS**

Estas delícias de massa folhada com recheio de salsicha são fáceis de fazer e uma delícia! Ainda bem, porque no mundo bruxo você nunca está completamente vestido sem um chapéu. Este estilo em particular é modelado a partir do chapéu de bruxa preto e pontudo da Profª McGonagall, que está sempre com o seu. Faça um bom trabalho e, sem dúvidas, você ganhará 10 pontos para a sua casa.

---

450 g de massa folhada
10 salsichas
1 ovo batido
Cominho ou coentro moídos para polvilhar

V Para uma versão vegetariana, use salsichas vegetarianas prontas ou feitas em casa.

1. Preaqueça o forno a 200º C. Forre 2 assadeiras com papel-manteiga.

2. Abra a massa em uma superfície ligeiramente enfarinhada até que fique bem fina e forme um retângulo de 46 x 33 cm. Corte ao meio no sentido da largura. Corte triângulos longos e pontiagudos, de modo que cada metade tenha 10 cm de largura na base e o comprimento até a ponta seja de 23 cm. Pincele as pontas grossas de cada triângulo com ovo batido.

3. Posicione uma salsicha na base de cada triângulo e enrole a massa até que a salsicha fique só com as pontinhas para fora. Aperte a massa enrolada com firmeza na base para que não se desmanche.

4. Transfira os chapéus para a assadeira, mantendo um espaço entre eles. Faça duas dobras em cada chapéu e vire as pontas para o lado para se assemelhar ao formato de chapéu de bruxo.

5. Pincele a massa com bastante ovo batido e polvilhe levemente com cominho ou coentro e um pouco de sal. Asse por 25 minutos até que a massa cresça e fique bem dourada. Sirva quente ou frio.

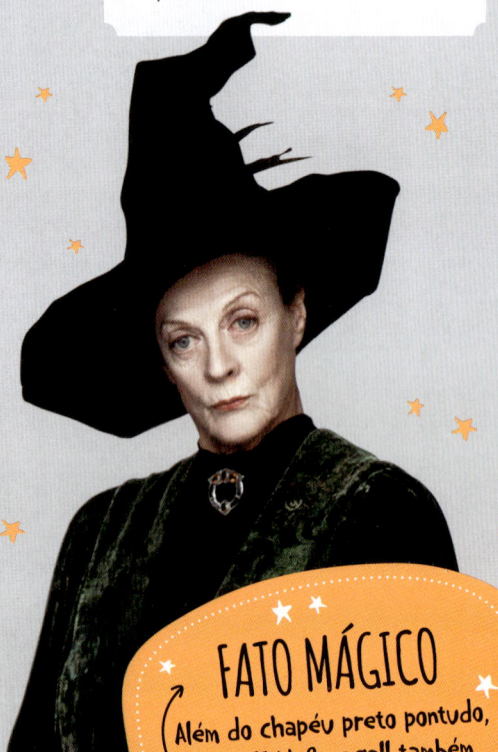

FATO MÁGICO

Além do chapéu preto pontudo, a Profª McGonagall também tem um chapéu xadrez para usar quando está ao ar livre. Ela é vista com ele durante a partida de quadribol em *Harry Potter e a Pedra Filosofal*.

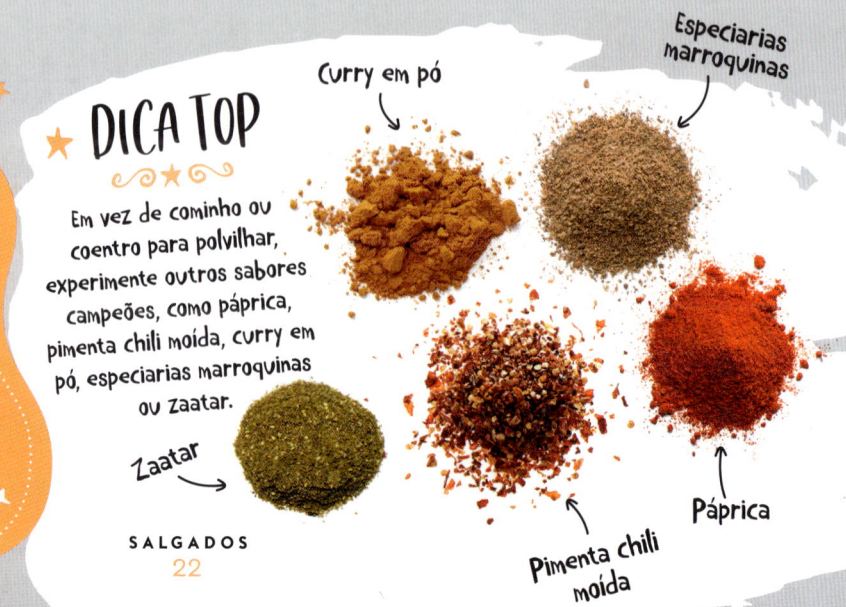

DICA TOP

Em vez de cominho ou coentro para polvilhar, experimente outros sabores campeões, como páprica, pimenta chili moída, curry em pó, especiarias marroquinas ou zaatar.

Curry em pó
Especiarias marroquinas
Zaatar
Pimenta chili moída
Páprica

SALGADOS

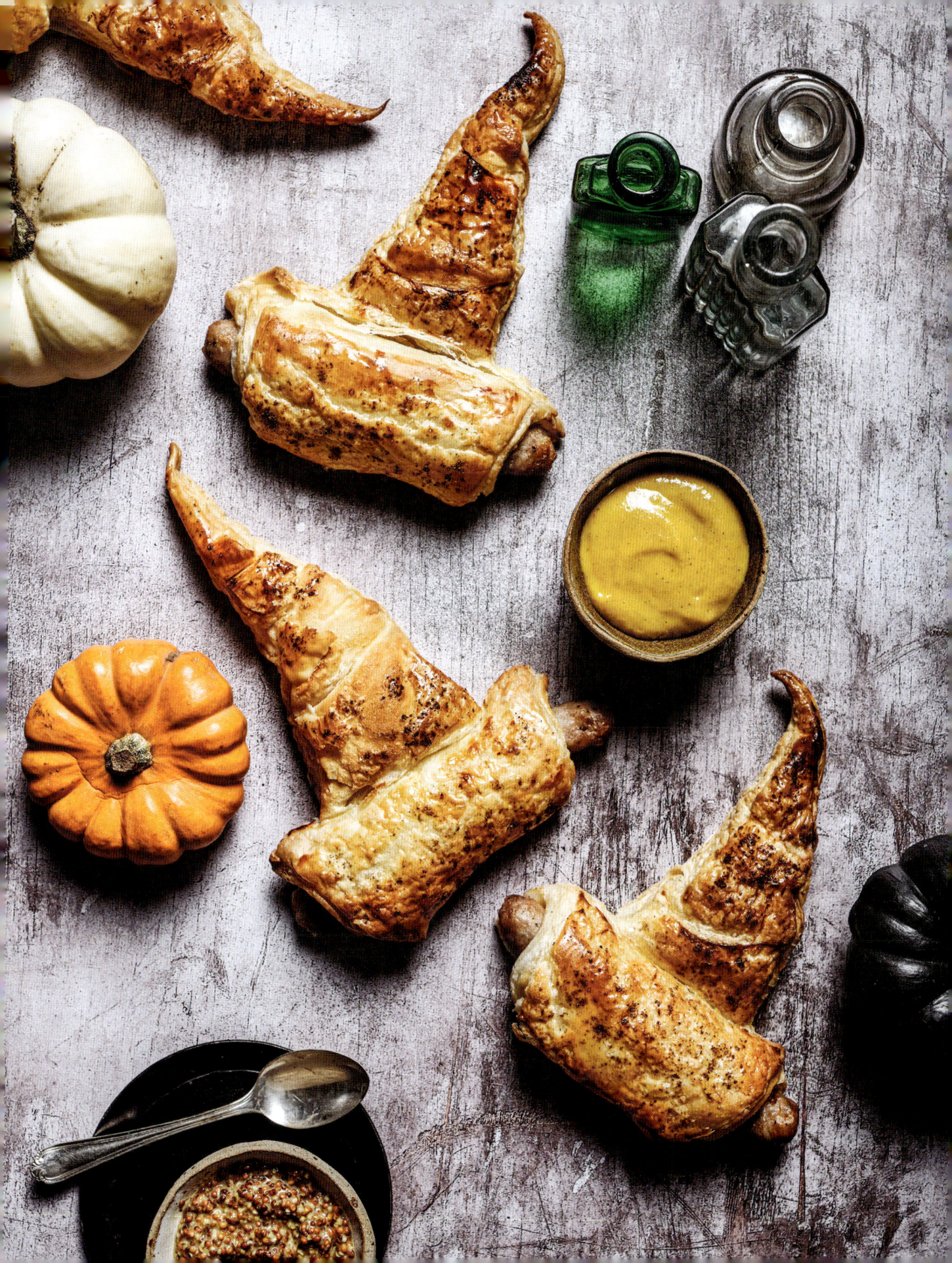

TORTA DO BRASÃO DE HOGWARTS

4 UNIDADES | **1H30 MAIS TEMPO DE RESFRIAMENTO** | **45 MINUTOS**

Sua lealdade será definitivamente testada quando você provar a irresistível Torta do brasão de Hogwarts, com vários sabores deliciosos. Você vai optar por uma fatia da Grifinória ou um pedacinho da Sonserina? Talvez queira uma fatia da Corvinal, ou talvez uma porção da Lufa-Lufa? Sabemos o que escolheria Rony Weasley, sempre faminto: uma de cada!

Ingredientes

- 675 g de massa folhada
- 1 gema
- Caneta de gel alimentício preto
- Azeite de oliva, para fritar
- 1 cebola grande picada em pedaços pequenos
- ½ xícara/120 ml de extrato de tomate
- 1 abobrinha pequena ralada
- 1 colher de sopa de pesto de manjericão
- 1 pimentão amarelo, em pedaços pequenos
- 1 berinjela pequena, em pedaços pequenos
- 4 fatias de queijo cheddar
- Sal e pimenta a gosto

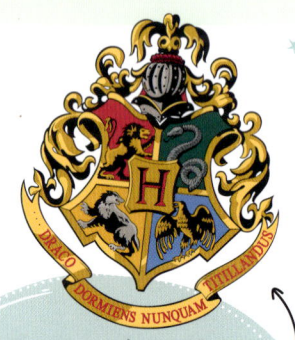

Modo de preparo

1. Forre 2 assadeiras com papel-manteiga. Use uma folha de papel para traçar e recortar os moldes do brasão de Hogwarts nas páginas 118 e 119. Abra a massa em uma superfície levemente enfarinhada até ficar com 3 mm de espessura e corte ao redor do molde do brasão. Transfira-a com cuidado para a assadeira, sem que perca o formato. Corte ao redor dos moldes restantes e coloque na outra assadeira. Refrigere a massa por pelo menos 20 minutos.

2. Usando a ponta de uma faca afiada, marque uma linha superficial a 5 mm de distância das bordas do brasão para criar uma beirada. Faça o mesmo na horizontal e na vertical, no centro do brasão, para dividi-lo em quartos, conforme indicado no molde. Pincele a borda e a cruz central com a gema, depois faça o mesmo com todas as formas restantes. Marque cortes rasos e curvos na parte redonda do topo (a parte que parece um frasco de perfume). Deixe a massa descansar na geladeira enquanto prepara o recheio.

3. Aqueça uma frigideira com azeite e adicione um terço da cebola e dos pimentões amarelos. Cozinhe em fogo brando por 5 minutos. Tempere com sal e pimenta a gosto e reserve em uma tigela. Adicione um pouco mais de óleo, metade da cebola restante e a abobrinha à panela e refogue por 5 minutos. Misture o pesto e reserve em outra tigela. Aqueça um pouco mais de azeite e refogue a cebola restante e a berinjela, até que a berinjela comece a caramelizar, em cerca de 10 minutos. Tempere com sal e pimenta a gosto, e reserve.

4. Desenhe e recorte os moldes de animais na página 117. Coloque os moldes sobre as fatias de queijo e corte ao redor com a ponta de uma faca afiada.

5. Preaqueça o forno a 220° C. Asse a massa por 10-15 minutos, até que cresça e fique dourada. Usando a ponta de uma faca afiada, levante cuidadosamente os centros do brasão que inflaram e descarte, criando cavidades para os recheios. Use a caneta de gel alimentício preto para escrever o lema de Hogwarts: *Draco dormiens nunquam titillandus* na tira fina de massa e um "H" na seção quadrada.

6. Espalhe os recheios nas quatro seções, mantendo as bordas limpas. Retorne ao forno por mais 6 a 8 minutos. Posicione as formas de queijo e o quadrado com o "H" e retorne ao forno por mais 1 minuto para derreter um pouco o queijo.

7. Transfira para uma bandeja ou tábua de servir e posicione o restante da massa como na foto.

FATO MÁGICO

O lema de Hogwarts, que aparece no brasão da escola, pode ser traduzido do latim como "nunca cutuque um dragão adormecido".

SALGADOS

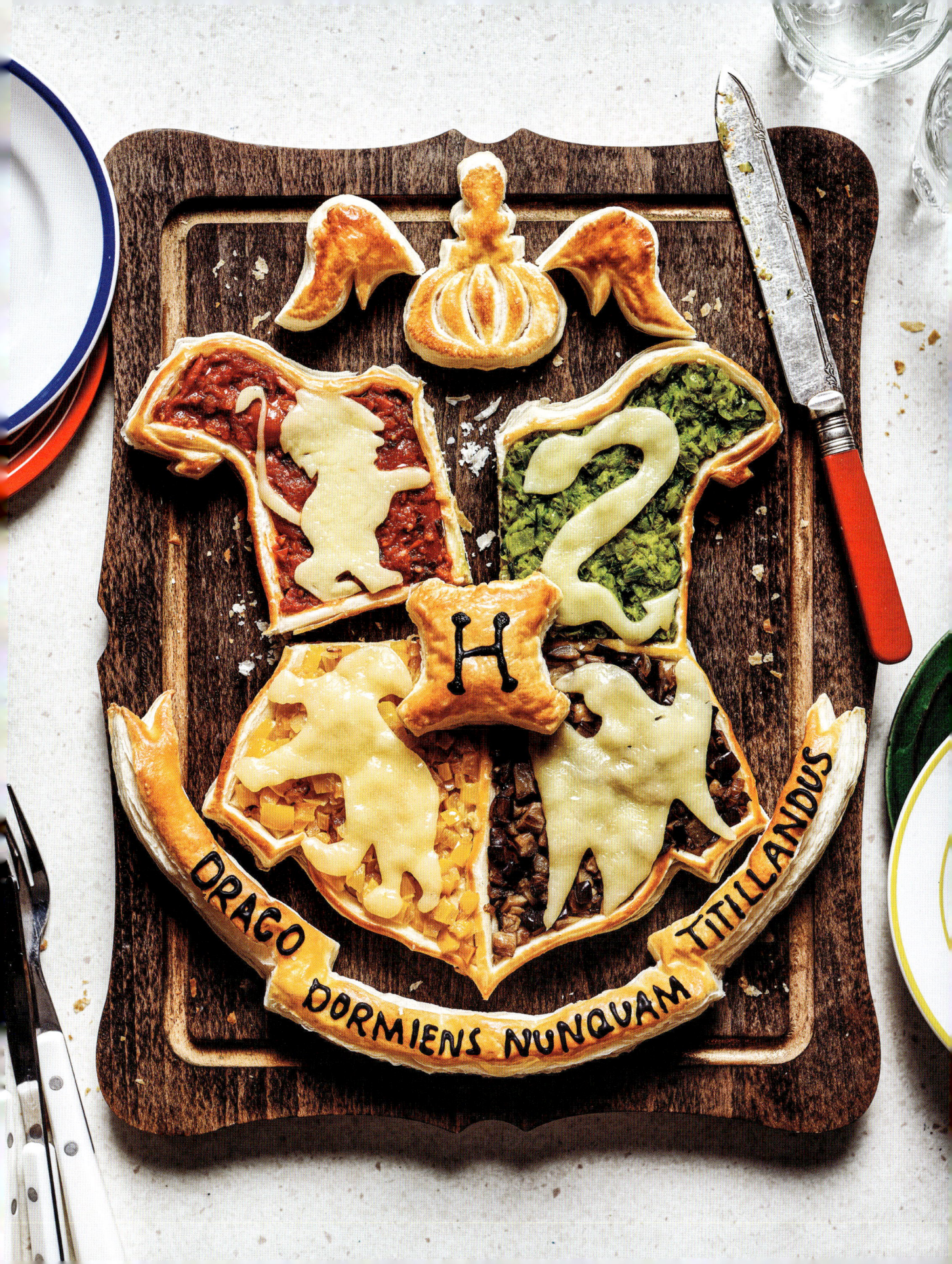

2000

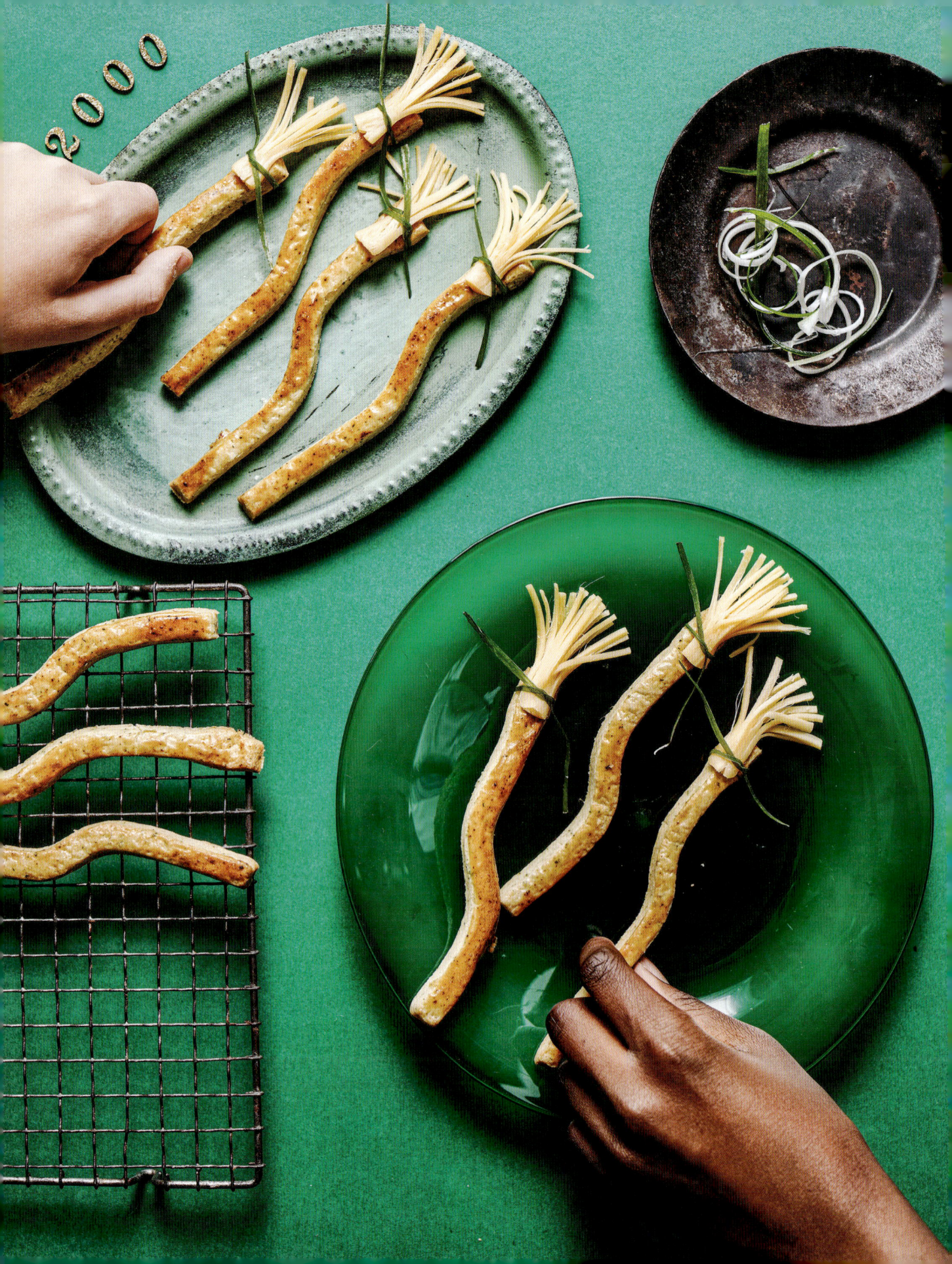

BISCOITOS NIMBUS 2000

🍽 10 UNIDADES   ⏱ 30 MINUTOS   🔥 15 MINUTOS

Harry Potter vira o assunto de Hogwarts quando Minerva McGonagall o presenteia secretamente com uma vassoura Nimbus 2000 em *Harry Potter e a Pedra Filosofal*. É a vassoura mais moderna – e mais rápida – do mercado, e todos os seus colegas sonham com uma. Você também vai despertar a inveja dos amigos com cada um desses biscoitinhos que dá para devorar em uma só mordida. Assim como a Nimbus 2000, eles vão desaparecer num piscar de olhos.

1. Preaqueça o forno a 190° C. Forre uma assadeira com papel-manteiga. Misture a farinha, o sal e o tomilho em uma tigela e adicione a manteiga, incorporando-a à mistura com as pontas dos dedos até que atinja uma consistência de areia molhada. Acrescente o queijo cheddar. Separe metade da gema em uma tigela pequena e misture o restante aos ingredientes secos. Sove até formar uma massa firme.

2. Transfira a massa para uma superfície levemente enfarinhada. Abra em um retângulo medindo 17x12,5 cm. Apare as bordas irregulares e corte a massa, no sentido do comprimento, em 10 tiras finas. Coloque na assadeira, moldando uma dobra no centro de cada tira e achatando uma ponta com o dedo. Misture a pimenta em pó na metade da gema reservada e pincele sobre a massa. Asse por 15 minutos, ou até dourar. Deixe esfriar na assadeira.

3. Apare as pontas das cebolinhas e corte no sentido do comprimento em tiras finas. Depois de separar as tiras, tente cortá-las em fitas mais finas. Você precisará de 10 fitas no total. Despeje um pouco de água fervente em uma tigela refratária. Adicione as tiras de cebolinha e deixe de molho por 1 minuto. Escorra.

4. Corte o queijo palito em pedaços de 5 cm e depois corte-os em quartos no sentido do comprimento. Faça a escova da vassoura cortando o maior número de tiras que conseguir em uma das pontas do queijo, mantendo a outra intacta. Amasse as pontas intactas e posicione-as nas pontas achatadas dos biscoitos. Enrole uma tira de cebolinha em volta de cada e dê um nó.

- 2/3 de xícara/85 g de farinha de trigo
- Sal a gosto
- 1 colher de chá de tomilho picado
- ½ tablete/55 g de manteiga sem sal, gelada e em cubos
- ¼ de xícara/30 g de queijo cheddar ralado
- 1 gema de um ovo grande
- ¼ de colher de chá de pimenta suave em pó
- 2 ramos de cebolinha
- 2 unidades de queijo palito

FATO MÁGICO

A Nimbus 2000 de Harry foi destruída pelo Salgueiro Lutador em *Harry Potter e o Prisioneiro de Azkaban*, depois que Harry cai em pleno voo por causa do ataque de um Dementador.

DICA TOP

Para modelar a curva no cabo da Nimbus 2000, pressione a massa delicadamente com os dedos.

SALGADOS

QUICHE DO GRANDE LAGO

6 PORÇÕES | **50 MIN MAIS TEMPO DE RESFRIAMENTO** | **1 HORA**

Como representante da escola Beauxbatons, Fleur Delacour pode ser vista no Grande Lago durante a segunda tarefa do Torneio Tribruxo. Nessa ocasião, os competidores são obrigados a enfrentar sereianos e outras criaturas aquáticas enquanto tentam "recuperar o que lhe tiramos". Felizmente, não é preciso ser uma bruxa poderosa para preparar esta quiche; o tradicional prato francês fica pronto em mais ou menos uma hora.

PARA A MASSA

2 ¼ xícaras/280 g de farinha de trigo
Uma pitada de sal
1 ½ tablete/165 g de manteiga sem sal, gelada e em cubos
2 gemas de ovos grandes

PARA O RECHEIO

¼ de tablete/25g de manteiga sem sal
1 cebola picada
8 fatias de bacon picadas
2 dentes de alho amassados
1 lata/170 g de milho-verde
3 ovos grandes
⅔ de xícara/150 ml de creme de leite
⅔ de xícara/150 ml de leite
⅔ de xícara/75 g de queijo Stilton ralado ou outro queijo azul em pedaços
1 abobrinha grande
Sal e pimenta a gosto

EQUIPAMENTO ESPECIAL

Forma de fundo removível com 23 cm de diâmetro
Bolinhas de cerâmica para culinária

1. Para fazer a massa, misture a farinha, o sal e a manteiga em uma tigela e com as pontas dos dedos até atingir uma consistência de areia molhada. Adicione as gemas e 2 colheres de sopa de água gelada. Misture com uma espátula até que a massa comece a se formar. Use as mãos até deixá-la firme. Enrole em papel-filme e leve à geladeira por 30 minutos.

2. Preaqueça o forno a 200° C. Divida a massa em quatro partes e reserve uma delas. Abra o restante em uma superfície levemente enfarinhada e use para forrar a forma de fundo removível de 23 cm. Apare os excessos e adicione à massa reservada. Leve à geladeira enquanto prepara as decorações.

3. Desenhe e recorte o molde do sereiano (na página 115). Abra a massa reservada e corte ao redor do molde. Coloque em uma assadeira separada forrada com papel-manteiga. Use a ponta de uma faca para marcar o nariz. Modele e posicione os lábios a partir das aparas. Com o restante, corte várias tiras, com uma faca afiada, o mais fino que puder, e espalhe em torno do molde do rosto. Torça algumas das tiras ao transferi-las para a assadeira, pois elas formarão o cabelo da criatura. Faça quantas conseguir.

4. Forre a massa dentro da forma com papel-manteiga e coloque as bolinhas de cerâmica. Asse a massa e as decorações por 20 minutos. Retire as decorações do forno. Remova as bolinhas e o papel, e asse por mais 5 minutos. Reduza a temperatura do forno para 180° C.

5. Para o recheio, derreta a manteiga em uma frigideira e frite a cebola e o bacon por 5 minutos até dourar levemente. Adicione o alho e frite por mais 2 minutos. Espalhe na massa dentro da forma e adicione o milho-verde. Em uma tigela, bata os ovos com o creme de leite, o leite e um pouco de sal e pimenta. Despeje sobre a massa e polvilhe com o queijo. Asse por 20 minutos.

> Esta deliciosa quiche vai continuar muito saborosa numa versão vegetariana, sem bacon. Se quiser acrescentar mais sabor, experimente salpicar coentro, endro ou cebolinha picada.

SALGADOS

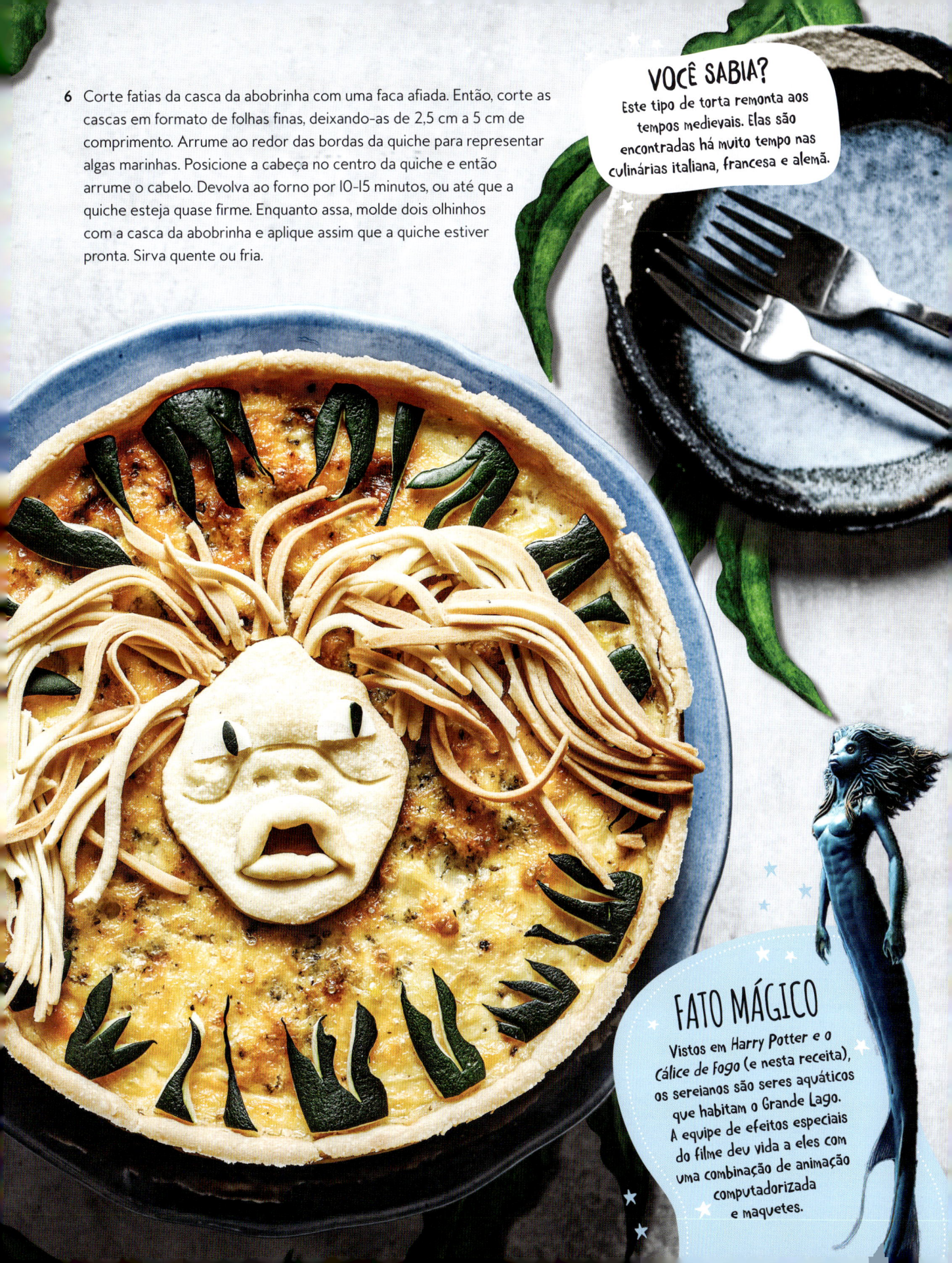

6   Corte fatias da casca da abobrinha com uma faca afiada. Então, corte as cascas em formato de folhas finas, deixando-as de 2,5 cm a 5 cm de comprimento. Arrume ao redor das bordas da quiche para representar algas marinhas. Posicione a cabeça no centro da quiche e então arrume o cabelo. Devolva ao forno por 10-15 minutos, ou até que a quiche esteja quase firme. Enquanto assa, molde dois olhinhos com a casca da abobrinha e aplique assim que a quiche estiver pronta. Sirva quente ou fria.

VOCÊ SABIA?

Este tipo de torta remonta aos tempos medievais. Elas são encontradas há muito tempo nas culinárias italiana, francesa e alemã.

FATO MÁGICO

Vistos em *Harry Potter e o Cálice de Fogo* (e nesta receita), os sereianos são seres aquáticos que habitam o Grande Lago. A equipe de efeitos especiais do filme deu vida a eles com uma combinação de animação computadorizada e maquetes.

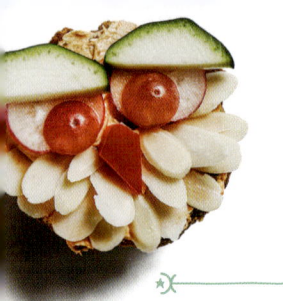

MUFFINS SALGADOS DE CORUJA

8 UNIDADES | **30 MINUTOS MAIS TEMPO DE RESFRIAMENTO** | **30 MINUTOS**

Além de serem adoráveis companheiras, no mundo bruxo as corujas também entregam correspondências – desde cartas de Hogwarts e vassouras Firebolt até o temido Berrador (veja a página 44). Conjure oito amigos emplumados com este suntuoso prato saído do forno e veja como voam – até a sua boca!

V   VG   SG

PARA OS MUFFINS

- 1 ½ xícara/200 g de batata-doce cortada em cubos
- 1 xícara/125 g de farinha de trigo sem glúten
- 3 colheres de sopa de amido de milho
- 2 colheres de chá de fermento em pó
- 1 colher de chá de bicarbonato de sódio
- ½ colher de chá de sal
- 3 colheres de sopa de cebolinha picada
- ⅔ de xícara/150 ml de leite de aveia
- 3 colheres de sopa de óleo vegetal, e mais um pouco para pincelar

PARA DECORAR

- ¼ de xícara/55 g de pastinha sem lactose
- 1 colher de sopa de extrato de tomate
- Amêndoas laminadas
- Rabanetes
- Uvas pretas ou vermelhas
- 1 pimentão vermelho pequeno
- 1 abobrinha pequena

EQUIPAMENTO ESPECIAL

Assadeira para cupcakes

1. Preaqueça o forno a 180º C. Pincele as bases e as laterais de 8 cavidades de uma assadeira para cupcakes com óleo vegetal.

2. Cozinhe a batata-doce em água fervente por 10 minutos, até ficar macia. Escorra, amasse e deixe esfriar.

3. Em uma tigela, misture a farinha, o amido de milho, o fermento, o bicarbonato de sódio, o sal e a cebolinha. Misture o leite e o óleo vegetal ao purê de batata-doce até que a mistura fique uniforme. Acrescente à tigela e misture bem. A textura da massa deve ser macia, mas firme o suficiente para ser manipulada com uma colher. Se necessário, adicione um pouco mais de leite.

4. Coloque a massa nas cavidades untadas da assadeira e espalhe, nivelando. Asse por 20 minutos, ou até os bolinhos crescerem e ficarem firmes ao toque. Tire da assadeira e transfira para uma grade para esfriar.

5. Bata a pastinha sem lactose com o extrato de tomate e espalhe sobre os muffins. Para as penas, disponha amêndoas laminadas, sobrepondo-as. Para os olhos, corte fatias finas de rabanete e posicione, adicionando metades de uva no centro. Corte losangos compridos de pimentão para os bicos e semicírculos finos de abobrinha para as sobrancelhas. Guarde em local fresco até a hora de servir.

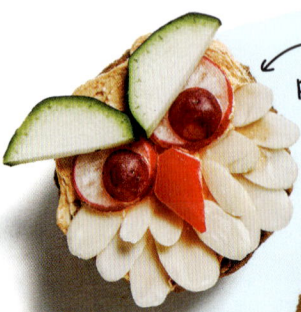

Dê diferentes expressões para as corujas mudando a posição das sobrancelhas. Você vai se surpreender com a diferença que uma ligeira inclinação faz.

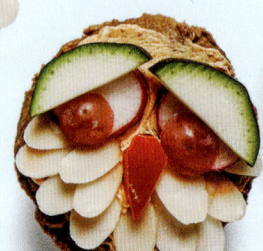

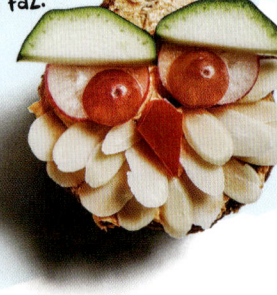

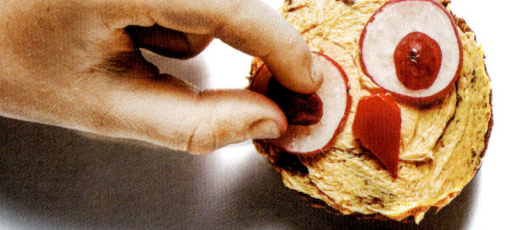

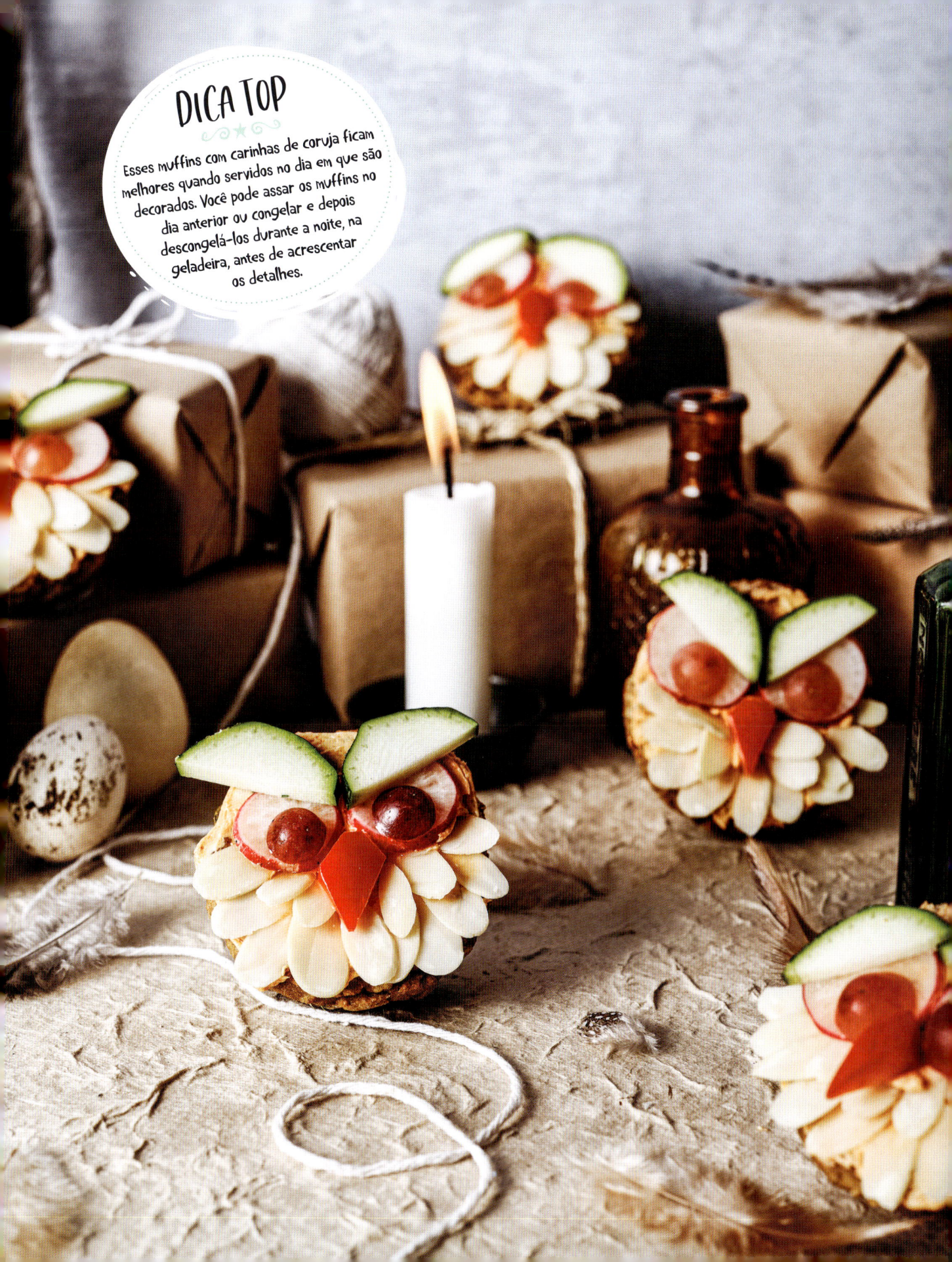

DICA TOP

Esses muffins com carinhas de coruja ficam melhores quando servidas no dia em que são decorados. Você pode assar os muffins no dia anterior ou congelar e depois descongelá-los durante a noite, na geladeira, antes de acrescentar os detalhes.

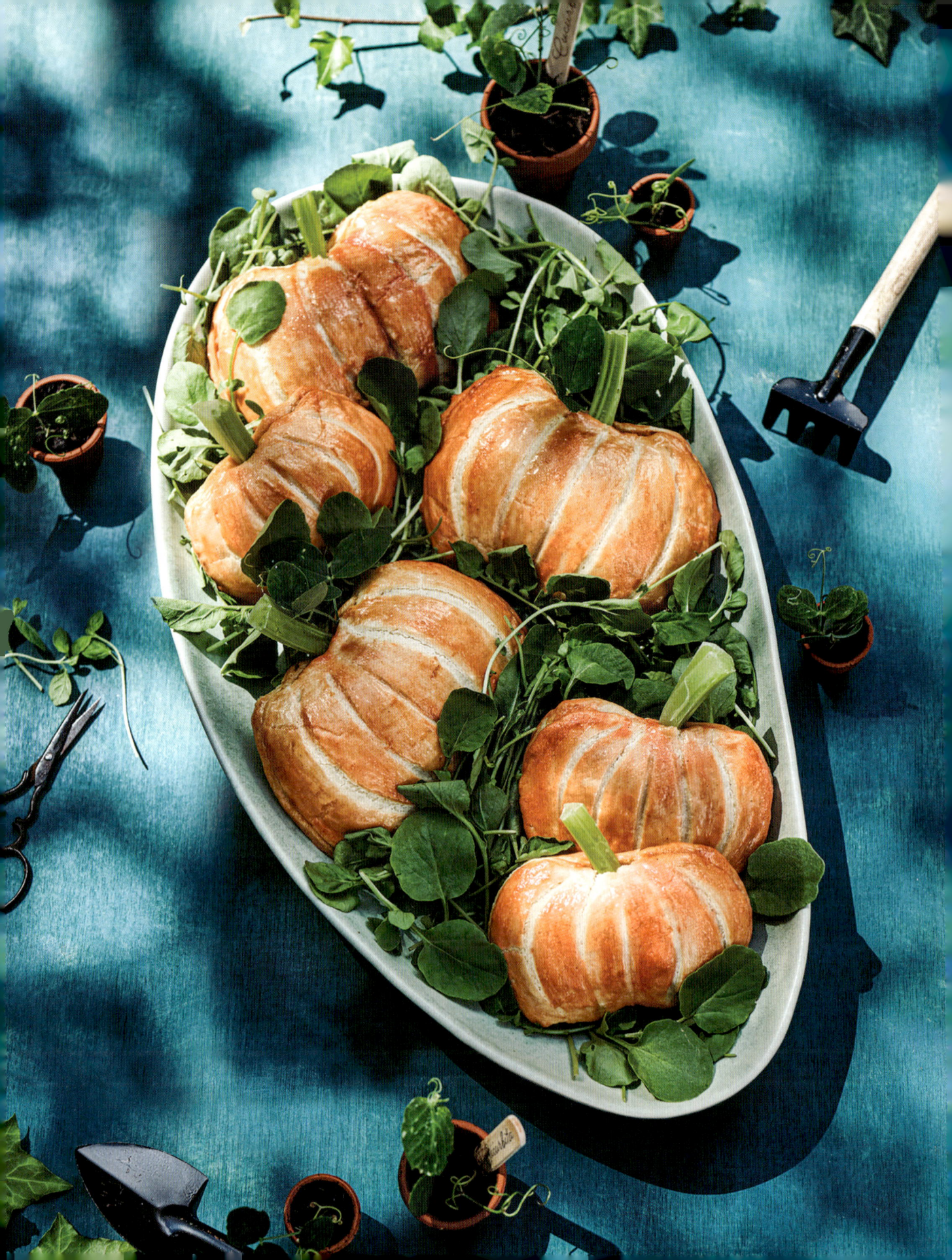

TORTINHAS DO CANTEIRO DE ABÓBORA

8 UNIDADES | **1 HORA MAIS TEMPO DE RESFRIAMENTO** | **40 MINUTOS**

Estas tortinhas no formato de abóbora são tão realistas que você vai pensar que está na horta de Hagrid em Hogwarts. Servidas em um leito de verduras nutritivas, são um lanche saudável perfeito para o Halloween – ou para qualquer época do ano.

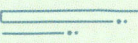

1. Para a massa, coloque a farinha e o sal em um processador de alimentos e acrescente a manteiga. Bata até a mistura adquirir consistência de areia molhada. Adicione 4 colheres de sopa de água gelada e volte a bater até formar a massa, adicionando um pouco mais de água se ainda estiver quebradiça e seca. Despeje em uma superfície e modele até formar um bloco. Embrulhe em papel-filme e leve à geladeira enquanto prepara o recheio.

2. Aqueça uma frigideira e frite o bacon por alguns minutos até começar a ficar crocante. Adicione a cebola e refogue por mais 3-4 minutos, até amolecer. Em uma tigela, misture o bacon e a cebola fritos com o alecrim ou tomilho, a passata de tomate, o purê de abóbora, o queijo feta e uma pitada de sal e pimenta.

3. Corte o aipo em pedaços de 4 cm, e cada pedaço em palitos finos. Reserve em uma tigela com água gelada.

4. Preaqueça o forno a 200º C. Forre uma assadeira grande com papel-manteiga. Desenhe os dois moldes de abóbora na página 116 numa folha de papel e recorte-os. Divida a massa ao meio e abra uma metade até ficar com 3 mm de espessura. Posicione o molde grande sobre a massa e corte, com uma faquinha afiada, o máximo de abóboras que conseguir. Abra a massa restante e corte as formas de abóbora com o molde menor. Junte as aparas, reabra a massa e corte mais abóboras até obter a mesma quantidade de grandes e pequenas.

5. Pincele com água as bordas de metade das abóboras de cada tamanho e espalhe o recheio no meio, deixando uma borda de 1 cm. Posicione as formas de abóbora restantes em cima e pressione com firmeza ao redor. Depois de selar, levante as abóboras e aperte as bordas para fechar bem. Coloque na assadeira.

6. Adicione uma ou duas gotas de corante alimentício à gema e pincele os salgados. Usando a ponta de uma faca afiada, marque linhas curvas superficiais em cada tortinha.

7. Asse as abóboras pequenas por 25 minutos, e as grandes, por 35 minutos. Coloque um pedaço de aipo no topo de cada tortinha e sirva quente ou fria em uma cama de agrião ou brotos de ervilha.

PARA A MASSA
- 2 ½ xícaras/315 g de farinha de trigo
- 1 colher de chá de sal
- 2 tabletes/220 g de manteiga sem sal, gelada e em cubos

PARA O RECHEIO
- 4 fatias de bacon em tiras picado
- 1 cebola picada
- 2 colheres de chá de alecrim ou tomilho picado
- 2 colheres de sopa de passata de tomate
- 1 ½ xícara/350 g de purê de abóbora
- ¾ de xícara/100 g de queijo feta esfarelado

PARA FINALIZAR
- ½ talo de aipo
- Corante alimentício vermelho natural
- 1 gema
- Agrião ou brotos de ervilha, para servir
- Sal e pimenta a gosto

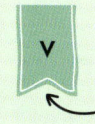

V — Para uma versão vegetariana, retire o bacon e frite cogumelos picados em um pouco de óleo antes de acrescentar a cebola.

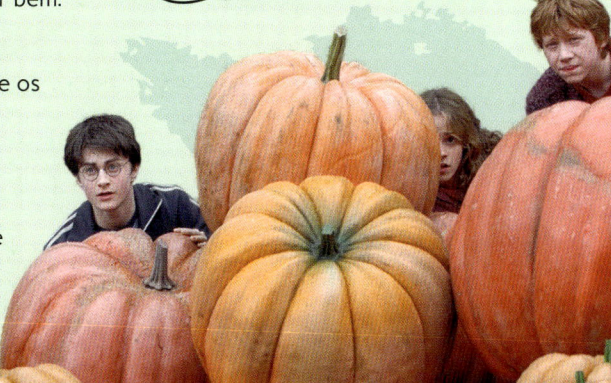

SALGADOS

TROUXINHAS DE NICOLAU FLAMEL

8 UNIDADES | **45 MINUTOS MAIS TEMPO DE RESFRIAMENTO** | **25 MINUTOS**

Assim como a própria Pedra Filosofal, estas trouxinhas de massa folhada são mais do que aparentam. O recheio delicioso não vai torná-lo imortal, infelizmente, mas vai alegrar seu paladar. E não é preciso sequer jogar uma partida de xadrez de bruxo em tamanho real nem enfrentar o visgo-do-diabo para botar as mãos nelas.

V | **SG**

PARA A MASSA

- 2 xícaras/250 g de farinha de trigo sem glúten
- Uma boa pitada de sal
- 1 ½ tablete/165 g de manteiga sem sal, gelada e em cubos
- 1 ovo grande

PARA O RECHEIO

- 1 colher de sopa de azeite de oliva
- 2 cebolas pequenas picadas
- 2 dentes de alho amassados
- 2 colheres de chá de sementes de cominho
- 3 colheres de sopa de coentro picado
- 1 xícara/160 g de grão-de-bico cozido
- 1 colher de sopa de mel
- 2 colheres de sopa de extrato de tomate
- 1 xícara/150 g de beterraba ralada
- 1 ovo batido, para pincelar
- Sal e pimenta a gosto

1. Em uma tigela, misture a farinha e o sal, adicione a manteiga e incorpore com as pontas dos dedos até que atinja uma consistência de areia molhada. Adicione o ovo e 1 colher de chá de água gelada e misture até obter uma massa firme. Forme um bloco achatado, embrulhe e leve à geladeira por 30 minutos.

2. Para o recheio, aqueça o azeite em uma frigideira e frite as cebolas em fogo baixo por 3 minutos, ou até amolecer. Misture o alho, as sementes de cominho e o coentro, e cozinhe por mais 1 minuto. Coloque em um processador de alimentos, adicione o grão-de-bico, o mel e o extrato de tomate e bata rapidamente, até que o grão-de-bico esteja picado. Adicione a beterraba e bata novamente até que a mistura atinja um tom avermelhado. Tempere com sal e pimenta.

3. Preaqueça o forno a 190° C. Forre a assadeira com papel-manteiga. Abra a massa bem fina em uma superfície levemente enfarinhada até formar um retângulo medindo 46 x 23 cm. Apare as bordas e corte oito quadrados de 12 cm. Pincele as bordas com ovo batido e divida o recheio no centro dos quadrados.

4. Junte os quatro cantos do quadrado e aperte por cima do recheio. Pressione as bordas da massa com firmeza no ponto em que elas se encontram. Transfira para a assadeira e repita o processo com o restante. Pincele com ovo batido e leve ao forno por 20 minutos, até dourar. Sirva morno ou frio.

O único fabricante conhecido da Pedra foi o alquimista Nicolau Flamel, de 665 anos, amigo de longa data de Alvo Dumbledore.

FATO MÁGICO

Além de ser capaz de transformar metal em ouro, a Pedra Filosofal também pode ser usada para criar o Elixir da Vida, que faz com que aqueles que o bebem vivam para sempre.

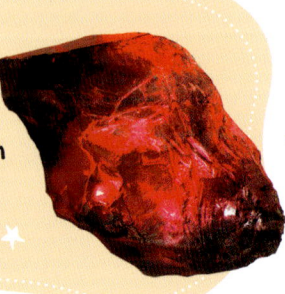

SALGADOS

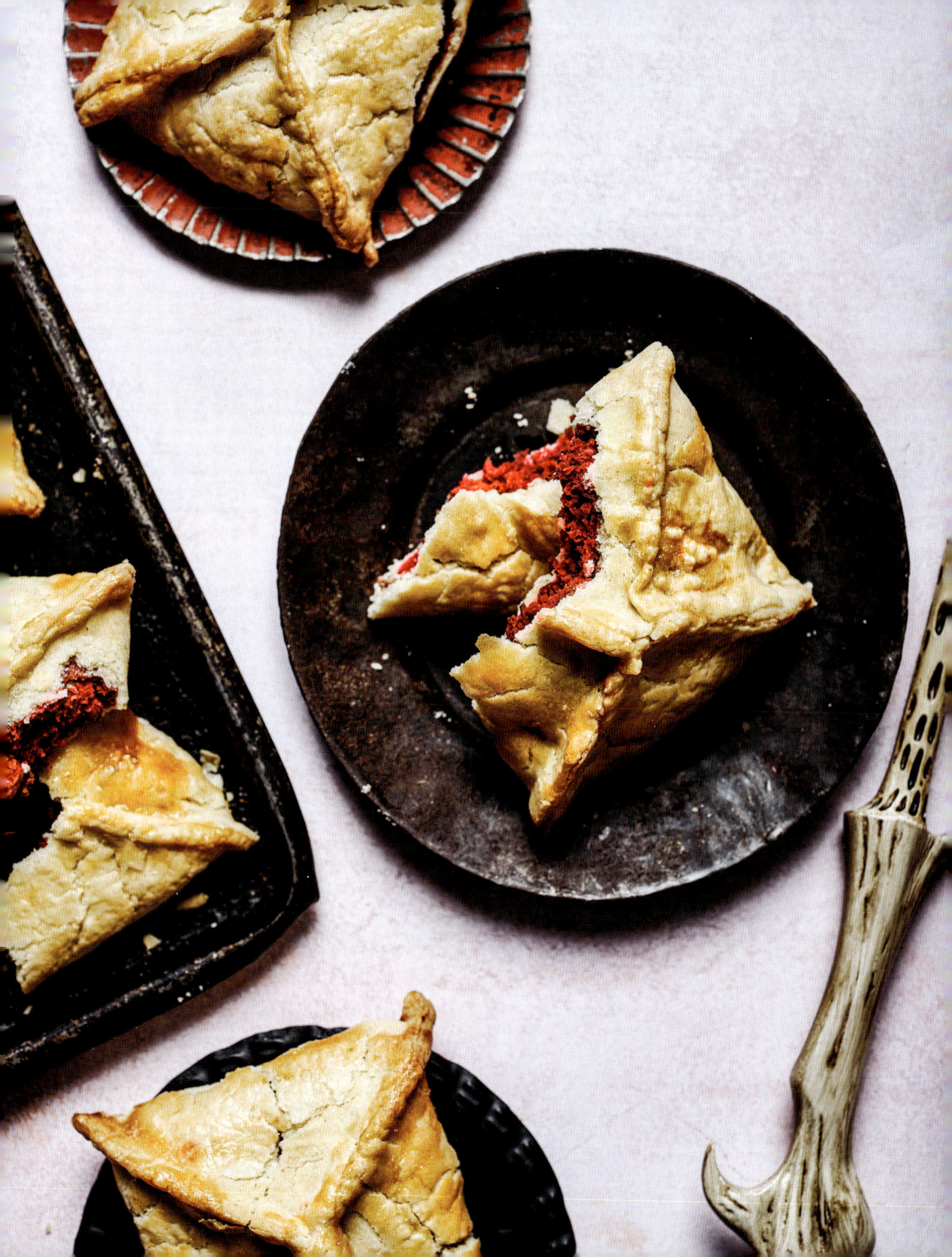

PÃO DAS RELÍQUIAS DA MORTE

1 PÃO GRANDE — **45 MINUTOS** — **45 MINUTOS**

O símbolo reúne as três relíquias: a Varinha das Varinhas, a Pedra da Ressurreição e a Capa da Invisibilidade. Este pão leva pouco mais de uma hora para ficar pronto, da preparação à mesa. Embora não vá transformar você em um mestre da morte, te tornará um mestre na cozinha! Além disso, é nutritivo e delicioso.

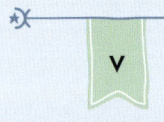

V

PARA O PÃO

- 2 colheres de sopa de azeite
- 1 cebola grande picada
- 2 colheres de chá de sementes de erva-doce
- 2 xícaras/250 g de farinha de trigo integral
- 2 xícaras/250 g de farinha de trigo branca
- 2 colheres de chá de fermento em pó
- 1 colher de chá de bicarbonato de sódio
- 1 ½ colher de chá de sal
- ½ tablete/55 g de manteiga sem sal, gelada e em cubos
- 1 ¼ xícara/300 g de iogurte grego
- ½ xícara/120 ml de leite

PARA FINALIZAR

- 2 colheres de sopa de azeite
- 2 pimentões verdes em cubinhos
- 5 colheres de sopa de tapenade de azeitona preta

EQUIPAMENTO ESPECIAL

Forma rasa ou assadeira de 32x22 cm

Saco de confeitar de papel ou plástico

---

1. Preaqueça o forno a 220º C. Unte uma forma rasa ou assadeira de 32x22 cm. Aqueça o azeite em uma frigideira e refogue a cebola em fogo baixo por 10 minutos, até dourar, mexendo com frequência. Adicione as sementes de erva-doce e frite por mais 2 minutos.

2. Enquanto isso, misture numa tigela as farinhas, o fermento, o bicarbonato e o sal. Adicione a manteiga e incorpore tudo com as pontas dos dedos. Junte a cebola refogada, o iogurte e o leite e misture até obter uma massa macia. Despeje em uma superfície enfarinhada e abra até ficar um pouco menor que as dimensões da forma. Posicione na forma e pressione a massa com firmeza, ajustando as laterais e os cantos. Asse por 20-25 minutos, até ficar firme e dourada. Mantenha na forma por 10 minutos, depois retire cuidadosamente e deixe descansar numa tábua.

3. Para finalizar, aqueça o azeite em uma frigideira e refogue os pimentões por 10 minutos, ou até amolecerem e começarem a dourar. Apare as cascas do pão e corte-o ao meio numa diagonal. Vire uma metade e posicione contra a outra para formar um triângulo.

4. Pouse um prato ou tigela pequena com um diâmetro de 19 cm no centro do triângulo e marque ao redor com a ponta de uma faca afiada. Retire o prato ou tigela. Espalhe 1 colher de sopa de tapenade no círculo e cubra com os pimentões.

5. Coloque o restante da tapenade em um saco de confeitar. Corte a ponta para que a mistura flua em uma linha bem grossa. Faça uma linha no centro do pão, depois nas bordas e finalmente ao redor do círculo de pimentões.

FATO MÁGICO

"O conto dos três irmãos" e a forma como receberam as Relíquias da Morte é recontado por Hermione no filme *Harry Potter e as Relíquias da Morte – Parte 1*. Ela lê a história que está num livro infantil, *Os contos de Beedle, o bardo*, o favorito de Rony quando pequeno.

DICA TOP

Se você não gostar de tapenade, use maionese, extrato de tomate ou cream cheese para enfeitar. Você também pode usar pimentão de outras cores no recheio.

SALGADOS

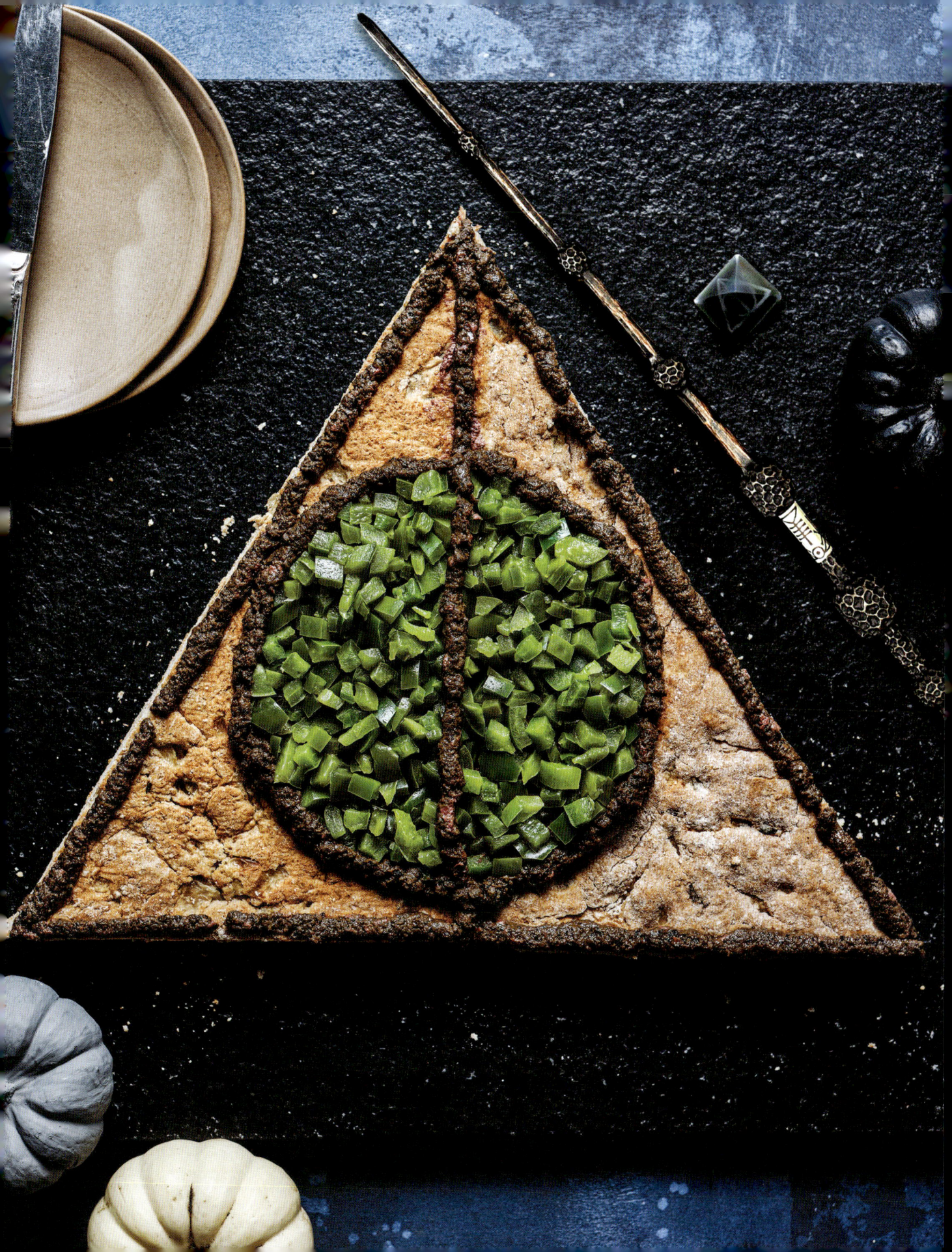

Pretzel do Visgo-do-Diabo

🍽 1 PÃO 🕐 1 HORA MAIS TEMPO DE DESCANSO DA MASSA 🔥 40 MINUTOS

No primeiro filme, a perigosa planta visgo-do-diabo aprisiona Harry, Rony e Hermione no emaranhado de seus ramos. Eles conseguem escapar desse abraço sufocante graças ao trabalho em conjunto. Você e seus melhores amigos podem se unir e criar este lanche genial, que vem até com mãozinhas agitadas para dar o efeito completo.

V **VG**

- 1 xícara cheia/200 g de batata-doce lavada e cortada em cubos
- 1 colher de sopa de alecrim picado
- 2 ¾ xícaras/345 g de farinha para pão branca
- 1 ¾ xícara/220 g de farinha de pão integral
- 2 colheres de chá de fermento biológico
- 2 colheres de sopa de açúcar mascavo
- 1 dente de alho amassado
- 1 colher de chá de sal
- 3 colheres de sopa de azeite de oliva
- 3 colheres de sopa de molho barbecue picante vegano
- 1 xícara/250 ml de leite vegetal morno

PARA FINALIZAR
- ½ batata-doce grande
- 1 colher de chá de sal marinho, mais um pouco para polvilhar
- 2 colheres de chá de açúcar mascavo escuro
- Mostarda a gosto

EQUIPAMENTO ESPECIAL
Cortador de biscoito pequeno no formato de mão

1. Cozinhe as batatas-doces em água fervente por cerca 10 minutos, ou até que fiquem macias. Escorra bem, amasse e transfira para uma tigela grande. Meça 2 colheres de sopa de leite vegetal e separe. Acrescente às batatas-doce o alecrim, as farinhas, o fermento, o açúcar, o alho, o sal, o azeite, o molho e o restante do leite. Misture até formar uma massa homogênea, adicionando um pouco mais de leite se ainda estiver seca e quebradiça. Em uma superfície enfarinhada, sove a massa por 10 minutos, até ficar lisa e elástica. Transfira para uma tigela levemente untada com óleo, cubra com papel-filme e deixe em um lugar aquecido até dobrar de tamanho, por cerca de 1h30.

2. Forre uma assadeira grande com papel-manteiga. Soque a massa para desinflar e vire em uma superfície enfarinhada. Divida a massa em 10 partes iguais. Enrole nas palmas das mãos até formar cordões com 75 cm de comprimento. Torça-os de dois em dois para formar uma corda trançada e coloque na assadeira em espirais bagunçadas. Repita o processo, adicionando as espirais umas sobre as outras, deixando pequenos espaços entre as voltas.

3. Enrole as partes restantes de massa, formando mais cordas como descrito acima e arrume-as numa espiral na assadeira, deixando algumas das pontas caírem e se retorcerem no papel-manteiga para parecerem cobras. Sem pressionar, cubra com papel-filme untado com óleo e deixe em um lugar aquecido por 15 minutos, até crescer mais um pouco. Corte 4 fatias finas da batata-doce e, com a ajuda de um cortador de biscoitos ou manualmente, faça as mãozinhas. Preaqueça o forno a 200º C.

4. Asse o pretzel por 15 minutos. Misture o sal e o açúcar em uma tigela com 2 colheres de chá de água fervente. Pincele o pretzel. Encaixe as mãos de batata no pão e volte ao forno por mais 10-15 minutos, até dourar. Transfira para uma grade para esfriar.

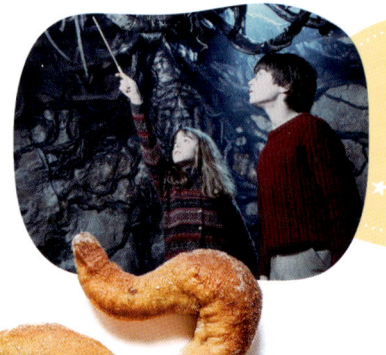

FATO MÁGICO

Para derrotar o visgo-do-diabo e resgatar Rony, Hermione lança o feitiço Lumos Solem, que cria uma luz potente. O visgo-do-diabo detesta a luz solar! Como diz Harry, "é uma sorte que a Hermione preste atenção na aula de Herbologia".

SALGADOS

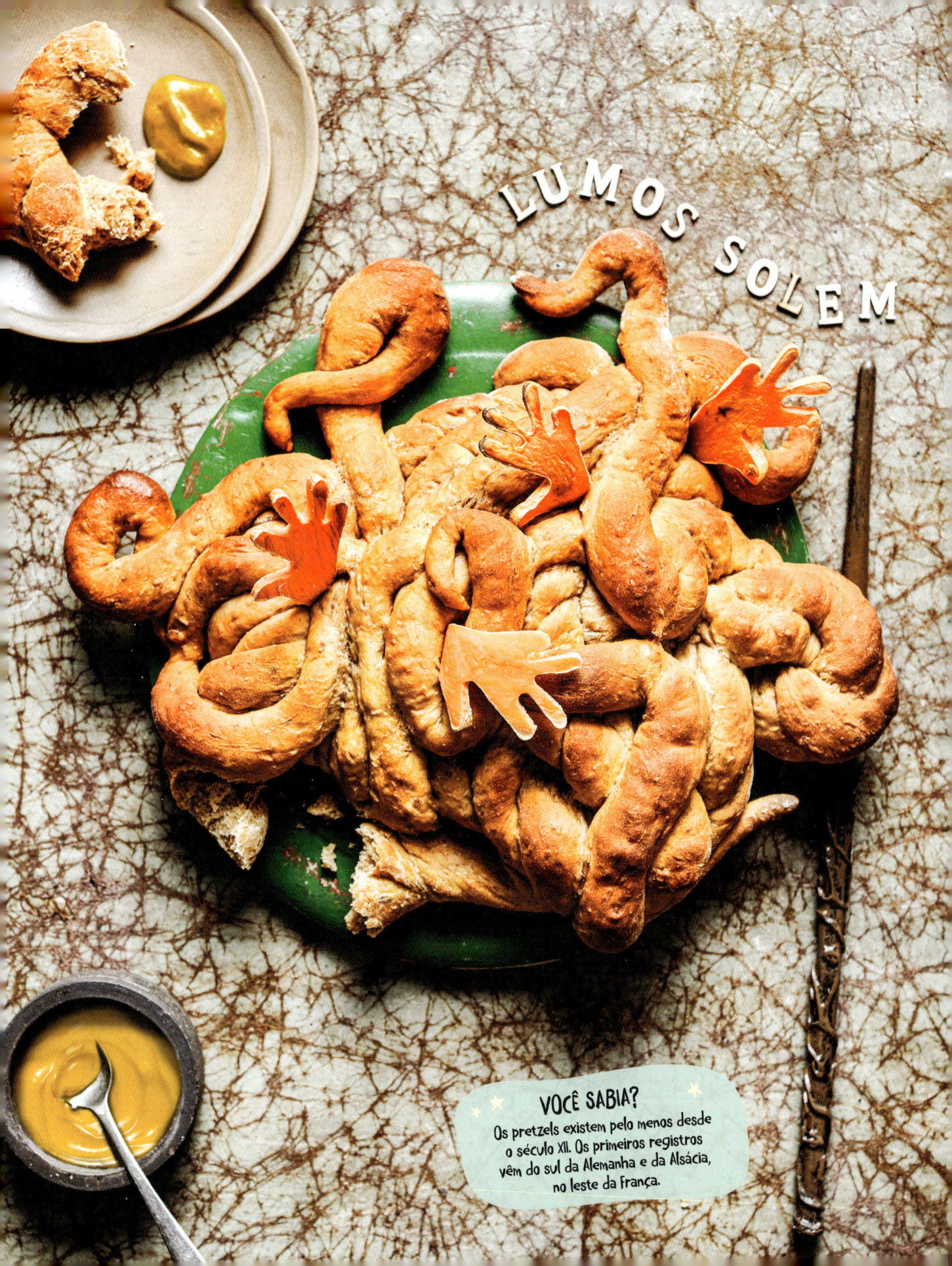

LUMOS SOLEM

VOCÊ SABIA?
Os pretzels existem pelo menos desde o século XII. Os primeiros registros vêm do sul da Alemanha e da Alsácia, no leste da França.

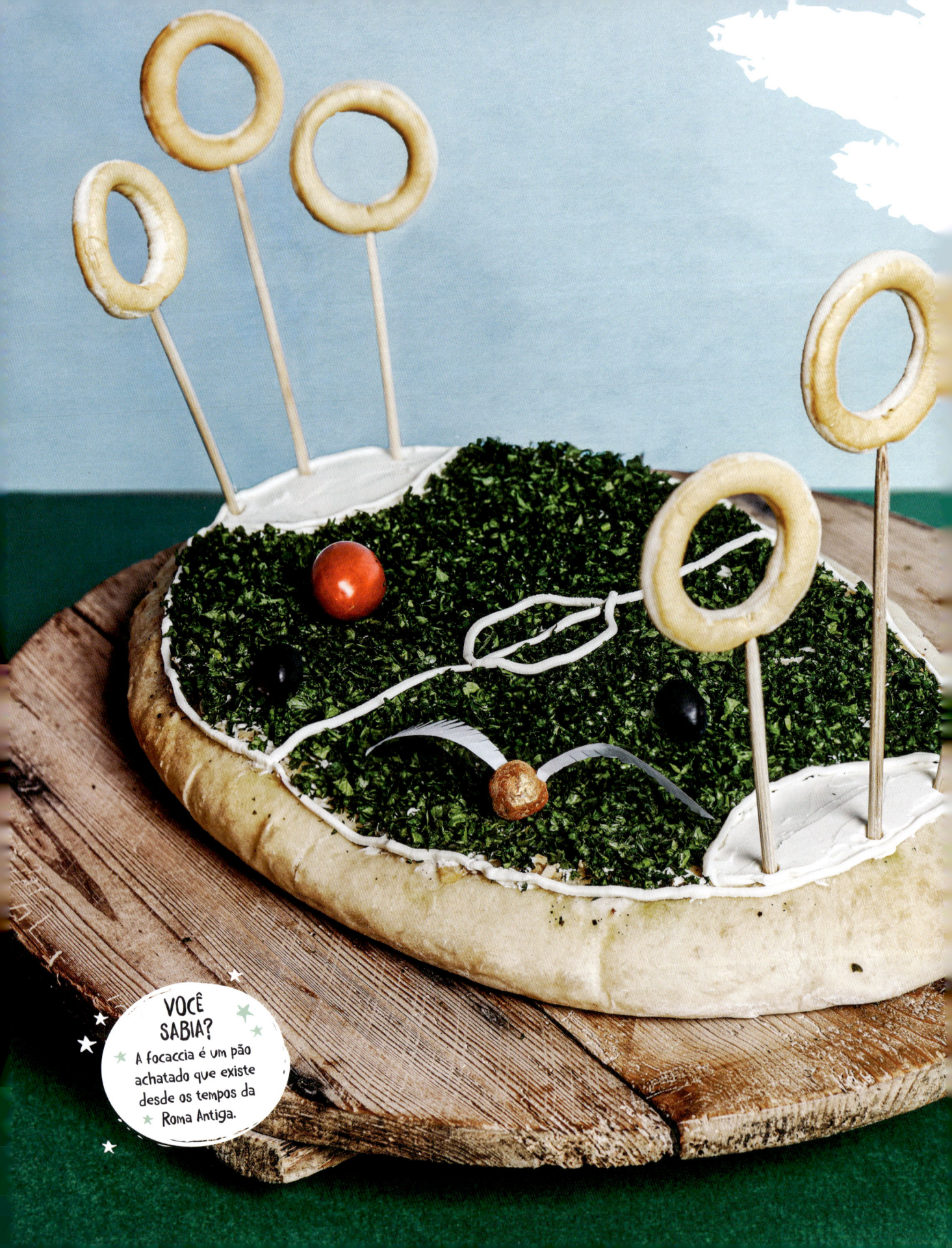

VOCÊ SABIA?
A focaccia é um pão achatado que existe desde os tempos da Roma Antiga.

FOCACCIA DE CAMPO DE QUADRIBOL

12 PORÇÕES | **1H30 MAIS TEMPO DE DESCANSO DA MASSA** | **30 MINUTOS**

No mundo bruxo, existe apenas um esporte que deixa todo mundo empolgado, e é claro que é jogado em vassouras: quadribol. O quadribol é rápido, frenético e, acima de tudo, divertidíssimo (a menos que você seja atingido por um balaço, claro!). Siga esta receita para criar sua própria focaccia de campo de quadribol, completa com seis balizas, dois balaços, uma goles e o importantíssimo pomo de ouro.

V

1. Para o pão, coloque a farinha, o fermento, o sal e 3 colheres de sopa de azeite em uma tigela. Adicione 300 ml de água morna e misture bem com uma espátula, até obter uma massa homogênea. Adicione um pouco mais de água se a massa estiver seca e quebradiça. Vire em uma superfície enfarinhada e sove por 10 minutos, até que a massa fique lisa e elástica. Reserve em uma tigela levemente untada com óleo, cubra com papel-filme e deixe em local aquecido por 1 hora, ou até que a massa tenha dobrado de tamanho.

2. Preaqueça o forno a 190° C. Forre duas assadeiras com papel-manteiga. Soque a massa para desinflá-la. Com a mão levemente enfarinhada, retire uma pequena bola de massa e abra-a com um rolo em uma superfície enfarinhada até ficar com 0,5 cm de espessura. Disponha em uma das assadeiras. Corte círculos usando um cortador de biscoitos de 6 cm de diâmetro.

3. Para fazer os aros, recorte os centros dos círculos usando um cortador de 4 cm. Enfie a ponta dos espetos na parte inferior de cada aro para criar formas de pirulitos. Asse por 10 minutos, até ficar firme. Deixe esfriar na assadeira.

4. Vire a massa restante em uma superfície enfarinhada e abra até formar um oval medindo 38x28 cm. Transfira para a segunda assadeira, certificando-se de que a massa mantenha o formato. Sem pressionar, cubra com papel-filme untado com óleo e deixe crescer em um local aquecido por 30 minutos.

Continua na próxima página.

PARA O PÃO

- 4 xícaras/500g de farinha para pão branca
- 1 ½ colher de chá de fermento biológico
- 1 ½ colher de chá de sal
- 6 colheres de sopa de azeite de oliva
- 2 dentes de alho amassados
- 2 colheres de chá de alecrim ou orégano picados

PARA FINALIZAR

- 1 ½ xícara/340 g de cream cheese
- ⅔ de xícara/40 g de salsa crespa picada
- Corante alimentício líquido dourado
- 2 azeitonas pretas
- 1 tomate-cereja
- Queijo cheddar ralado, veja a dica da pág. 42
- Sal e pimenta a gosto

EQUIPAMENTO ESPECIAL

- Cortadores de biscoitos de 6 e 4 cm
- Dois palitos de madeira de 18 cm e quatro de 15 cm
- Saco de confeitar de papel ou plástico

VG Para uma versão vegana, substitua o cream cheese por uma pastinha vegana e o cheddar pelo seu queijo vegano preferido.

SALGADOS

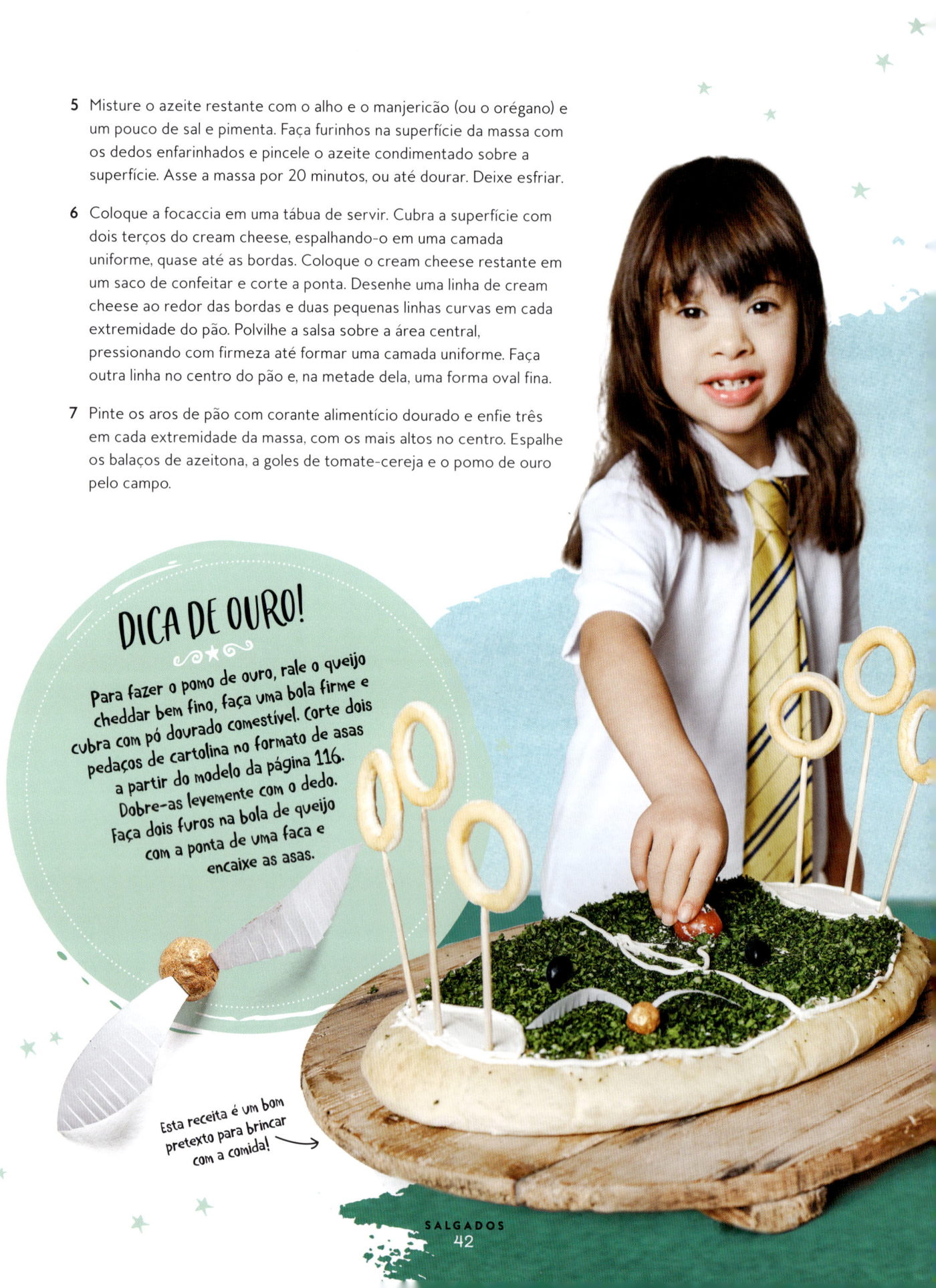

5 Misture o azeite restante com o alho e o manjericão (ou o orégano) e um pouco de sal e pimenta. Faça furinhos na superfície da massa com os dedos enfarinhados e pincele o azeite condimentado sobre a superfície. Asse a massa por 20 minutos, ou até dourar. Deixe esfriar.

6 Coloque a focaccia em uma tábua de servir. Cubra a superfície com dois terços do cream cheese, espalhando-o em uma camada uniforme, quase até as bordas. Coloque o cream cheese restante em um saco de confeitar e corte a ponta. Desenhe uma linha de cream cheese ao redor das bordas e duas pequenas linhas curvas em cada extremidade do pão. Polvilhe a salsa sobre a área central, pressionando com firmeza até formar uma camada uniforme. Faça outra linha no centro do pão e, na metade dela, uma forma oval fina.

7 Pinte os aros de pão com corante alimentício dourado e enfie três em cada extremidade da massa, com os mais altos no centro. Espalhe os balaços de azeitona, a goles de tomate-cereja e o pomo de ouro pelo campo.

DICA DE OURO!

Para fazer o pomo de ouro, rale o queijo cheddar bem fino, faça uma bola firme e cubra com pó dourado comestível. Corte dois pedaços de cartolina no formato de asas a partir do modelo da página 116. Dobre-as levemente com o dedo. Faça dois furos na bola de queijo com a ponta de uma faca e encaixe as asas.

Esta receita é um bom pretexto para brincar com a comida!

FATO MÁGICO

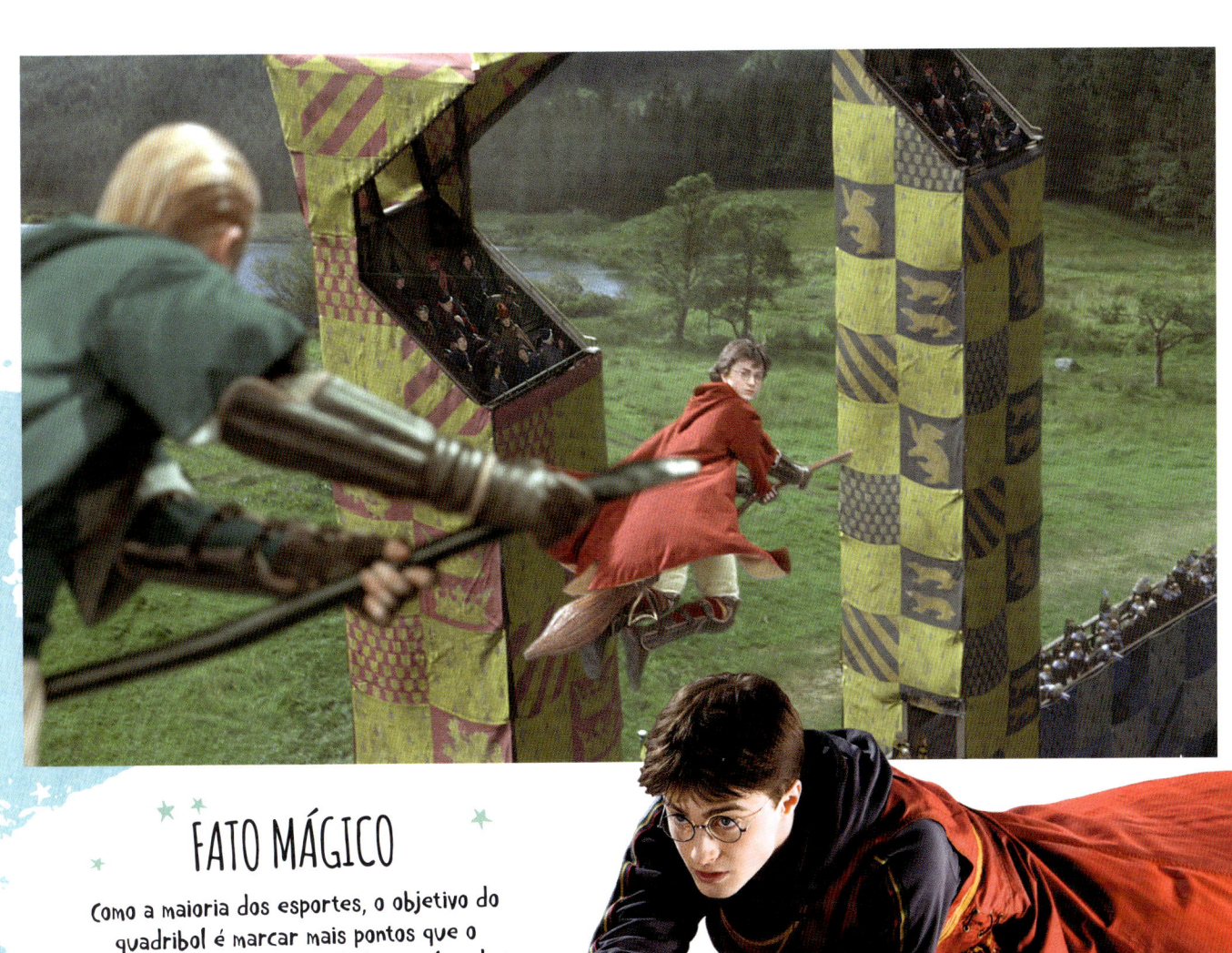

Como a maioria dos esportes, o objetivo do quadribol é marcar mais pontos que o adversário por meio de gols (que valem dez pontos) ou pegando o pomo de ouro (que vale 150 pontos). Apenas um apanhador, como Harry, pode capturar o pomo de ouro, o que também marca o fim do jogo.

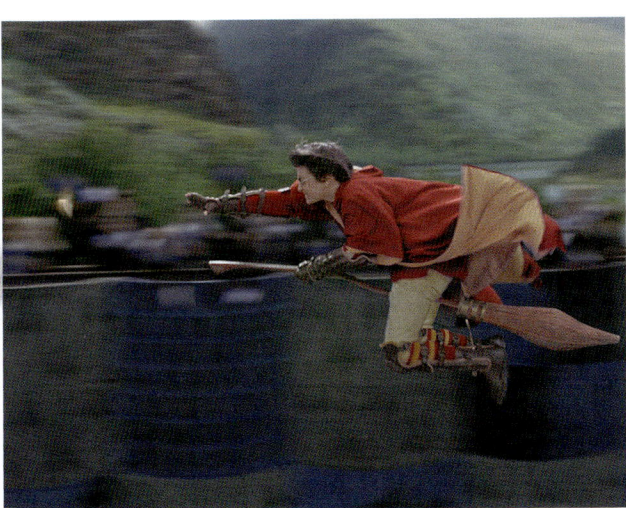

SALGADOS

BERRADORES DE QUEIJO HALLOUMI*

🍽 8 UNIDADES   ⏰ 1 HORA   🍳 30 MINUTOS

Se tem uma coisa que ninguém no mundo bruxo quer receber é um berrador. Essas cartas mágicas, que chegam via correio-coruja em envelopes vermelhos brilhantes, são lidas em voz alta – geralmente bem alta mesmo – na voz do remetente. Estas versões de massa folhada recheada com espinafre, por outro lado, serão calorosamente recebidas pelo destinatário. Na verdade, você provavelmente receberá uma resposta rápida, pedindo um repeteco!

V

PARA O RECHEIO
- 2 colheres de sopa de azeite
- 1 cebola-roxa picada
- 1 talo de aipo picado
- 2 dentes de alho amassados
- 3 xícaras/150 g de espinafre fresco picado
- 2 xícaras/200 g de queijo Halloumi ralado
- 2 colheres de sopa de hortelã picada
- 2 colheres de sopa de endro picado
- 4 colheres de sopa de farinha de rosca

PARA FINALIZAR
- Aproximadamente 8 folhas de massa filo
- 3 colheres de sopa de azeite
- ½ berinjela pequena
- Corante alimentício preto
- 1 gema de um ovo grande
- Sal e pimenta a gosto

EQUIPAMENTO ESPECIAL
Pincel pequeno

1. Para o recheio, aqueça o azeite em uma frigideira e refogue a cebola e o aipo por 3 minutos, até amolecer. Misture o alho e refogue por mais 1 minuto. Adicione o espinafre e cozinhe por 1-2 minutos, até murchar. Reserve em uma tigela e adicione o Halloumi, a hortelã, o endro, a farinha de rosca e um pouco de sal e pimenta.

2. Preaqueça o forno a 180º C. Forre uma assadeira com papel-manteiga. Desenhe e recorte os moldes de berrador e lábios na página 116. Coloque uma folha de massa filo na superfície e pincele levemente com azeite. Disponha uma segunda folha por cima. Corte três retângulos de 25x15 cm e arrume-os com os lados mais curtos voltados para você.

3. Divida a mistura de recheio em oito porções e distribua três delas no topo de cada um dos três retângulos, achatando e mantendo uma margem de 2 cm livre.

4. Dobre as laterais por cima do recheio e pressione de leve de modo que os salgados fiquem com 11,5 cm de largura. Dobre a bordas superior da massa filo sobre o recheio. Volte a dobrar o retângulo sobre si mesmo para formar outro retângulo bem fechado. Repita o processo com o restante da massa.

5. Coloque as trouxinhas na assadeira com as pontas da massa por baixo. Faça mais 5 da mesma forma. Pincele a parte de cima com azeite.

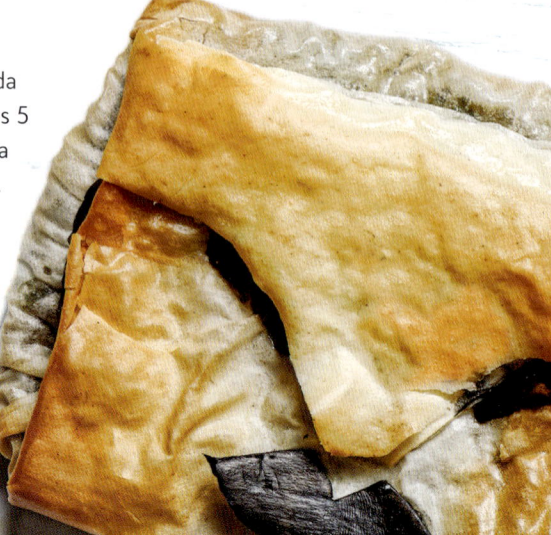

Misture bem o recheio para que o berrador fique bem saboroso!

SALGADOS

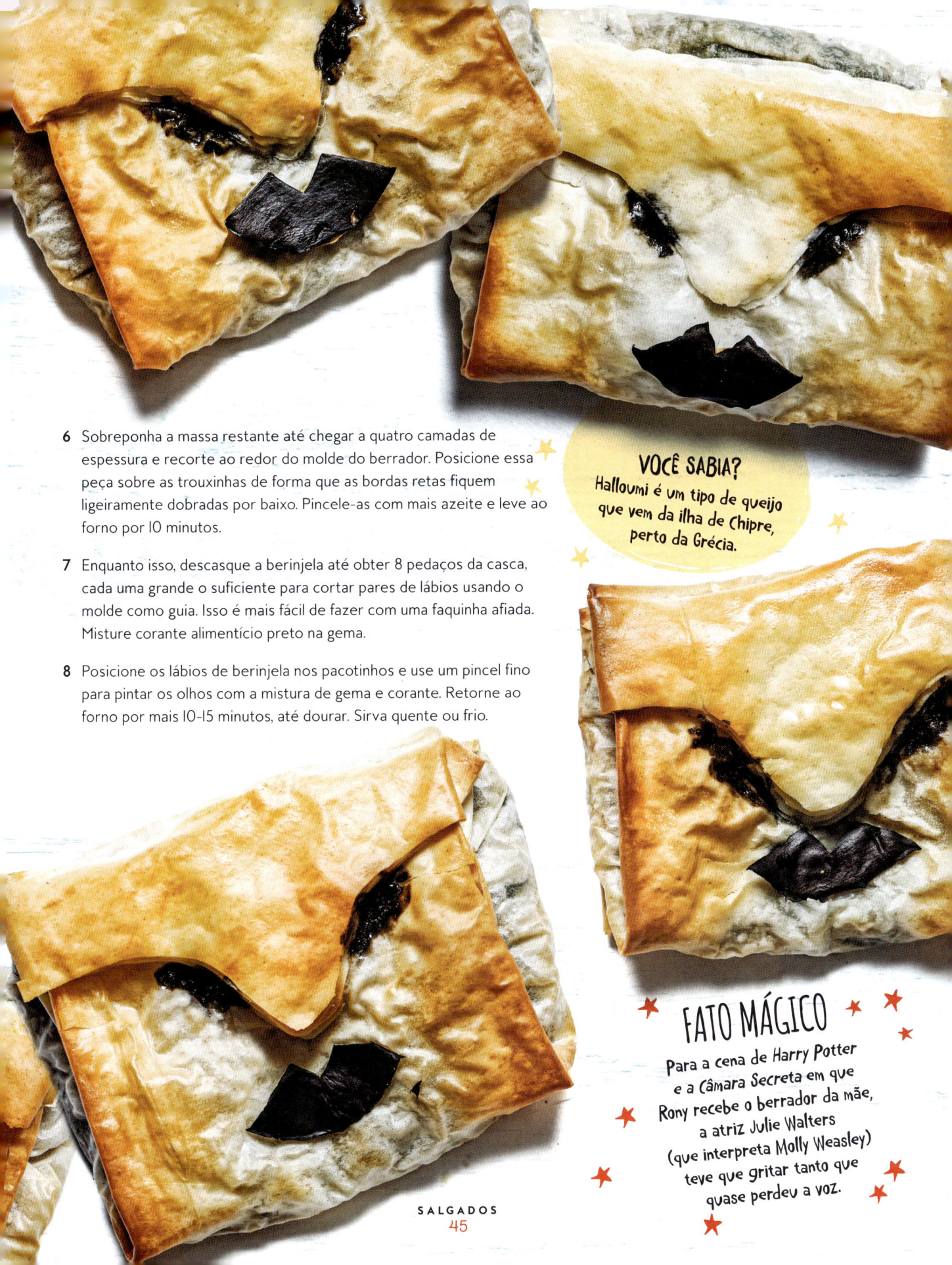

6. Sobreponha a massa restante até chegar a quatro camadas de espessura e recorte ao redor do molde do berrador. Posicione essa peça sobre as trouxinhas de forma que as bordas retas fiquem ligeiramente dobradas por baixo. Pincele-as com mais azeite e leve ao forno por 10 minutos.

7. Enquanto isso, descasque a berinjela até obter 8 pedaços da casca, cada uma grande o suficiente para cortar pares de lábios usando o molde como guia. Isso é mais fácil de fazer com uma faquinha afiada. Misture corante alimentício preto na gema.

8. Posicione os lábios de berinjela nos pacotinhos e use um pincel fino para pintar os olhos com a mistura de gema e corante. Retorne ao forno por mais 10-15 minutos, até dourar. Sirva quente ou frio.

VOCÊ SABIA?
Halloumi é um tipo de queijo que vem da ilha de Chipre, perto da Grécia.

FATO MÁGICO
Para a cena de Harry Potter e a Câmara Secreta em que Rony recebe o berrador da mãe, a atriz Julie Walters (que interpreta Molly Weasley) teve que gritar tanto que quase perdeu a voz.

SALGADOS

ÁRVORE DE PARMESÃO DO SALGUEIRO LUTADOR

6 PORÇÕES · **20 MINUTOS** · **45 MINUTOS**

Localizado no terreno de Hogwarts, acima da entrada de um túnel secreto que leva à Casa dos Gritos, o Salgueiro Lutador é uma árvore linda, mas violenta, que não gosta de ser perturbada – como Harry e Rony descobrem em mais de uma ocasião. Embora seja melhor evitar a árvore do filme, nosso Salgueiro Lutador em parmesão é irresistível. Com seus galhos sinuosos de pão e folhas de salsinha, esta é uma guloseima cheia de sabor e queijo.

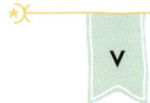

V

- 350 g de massa folhada
- Ovo batido, para pincelar
- ½ xícara/40 g de queijo parmesão ralado fino, mais um pouco para polvilhar
- Salsinha a gosto

1. Preaqueça o forno a 200° C. Forre uma assadeira grande com papel-manteiga. Abra a massa em uma superfície levemente enfarinhada até formar um quadrado de 30 cm. Corte a massa ao meio e pincele metade com ovo batido. Polvilhe uma camada uniforme com metade do queijo e coloque a outra metade da massa por cima, deixando o queijo no meio, como num sanduíche.

2. Abra novamente um retângulo de 43x23 cm e corte no sentido do comprimento oito tiras finas. Pincele metade das tiras com ovo batido e polvilhe com o queijo restante. Posicione as tiras restantes por cima, pressionando-as delicadamente com o rolo de massa. Coloque uma tira por cima da outra e torça-as. Repita com o restante até ter quatro tiras torcidas. Agora torça duas delas juntas e transfira para a assadeira. Torça as duas que sobraram e transfira tudo para a assadeira.

3. Crie o formato do tronco da árvore trançando frouxamente uma tira sobre a outra na base e depois na metade da massa, deixando um espaço no centro para formar uma cavidade no tronco. Faça cortes nas extremidades superiores das tiras de massa e abra-as para moldar os galhos da árvore. Reserve um tempinho para organizar as pontas da massa em formas de galhos do "Salgueiro Lutador".

4. Pincele com ovo batido e leve ao forno por 15 minutos. Pincele novamente com ovo batido e polvilhe com um pouco mais de parmesão.

5. Asse por mais 10 minutos até que a massa esteja crocante e dourada. Transfira para uma tábua de servir e espalhe raminhos de salsa nas pontas dos galhos para parecer folhas de árvore.

FATO MÁGICO

Em *Harry Potter e a Câmara Secreta*, Harry e Rony acidentalmente batem o Ford Anglia voador de Arthur Weasley no Salgueiro Lutador. Para filmar a cena, os atores Daniel Radcliffe e Rupert Grint foram sacudidos para a frente e para trás em um carro de verdade, enquanto galhos mecânicos os "esmagavam". Claro, havia uma equipe especial de dublês trabalhando com eles. Não tente fazer isso em casa!

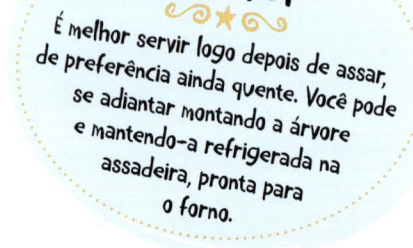

DICA TOP

É melhor servir logo depois de assar, de preferência ainda quente. Você pode se adiantar montando a árvore e mantendo-a refrigerada na assadeira, pronta para o forno.

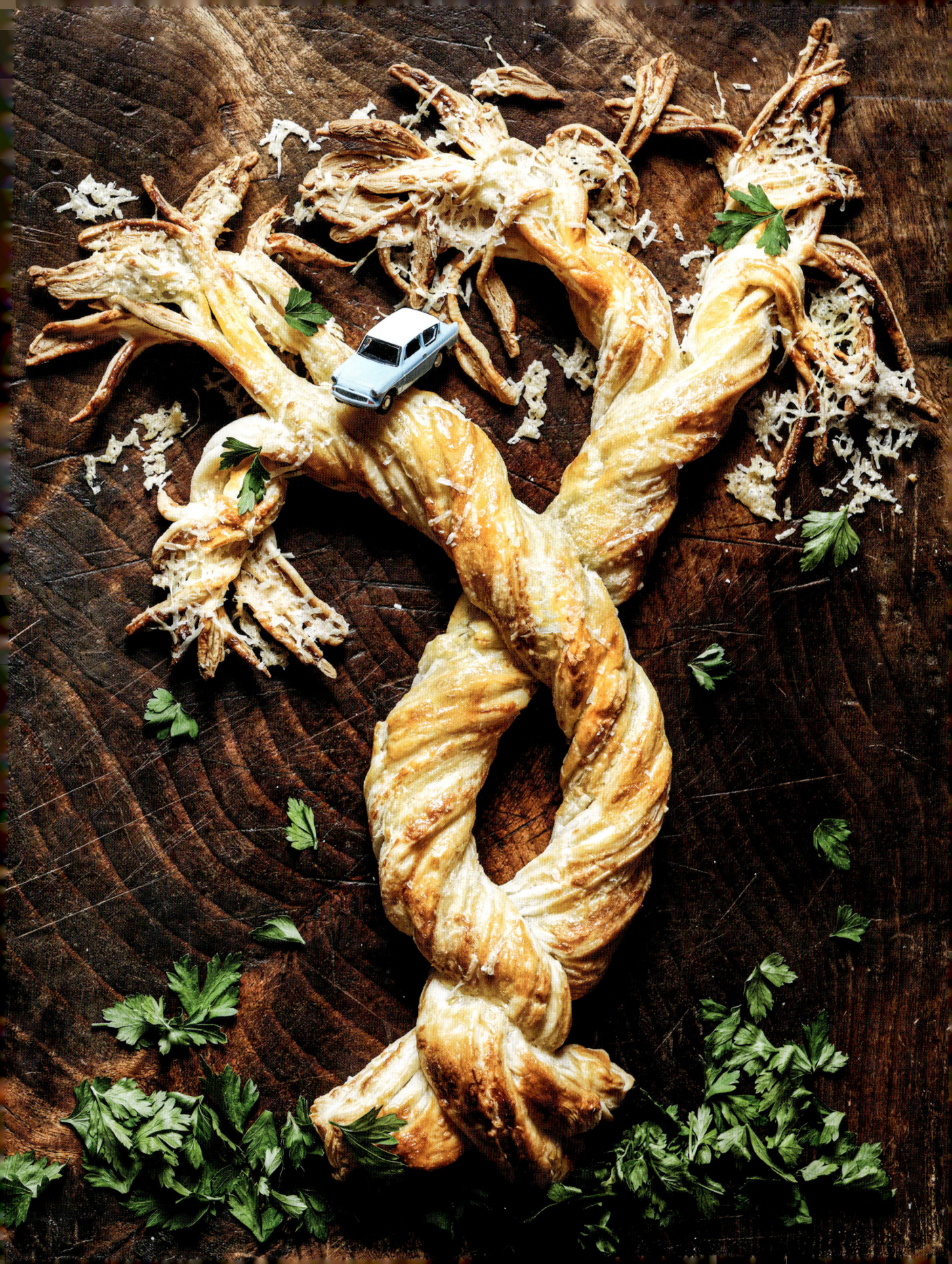

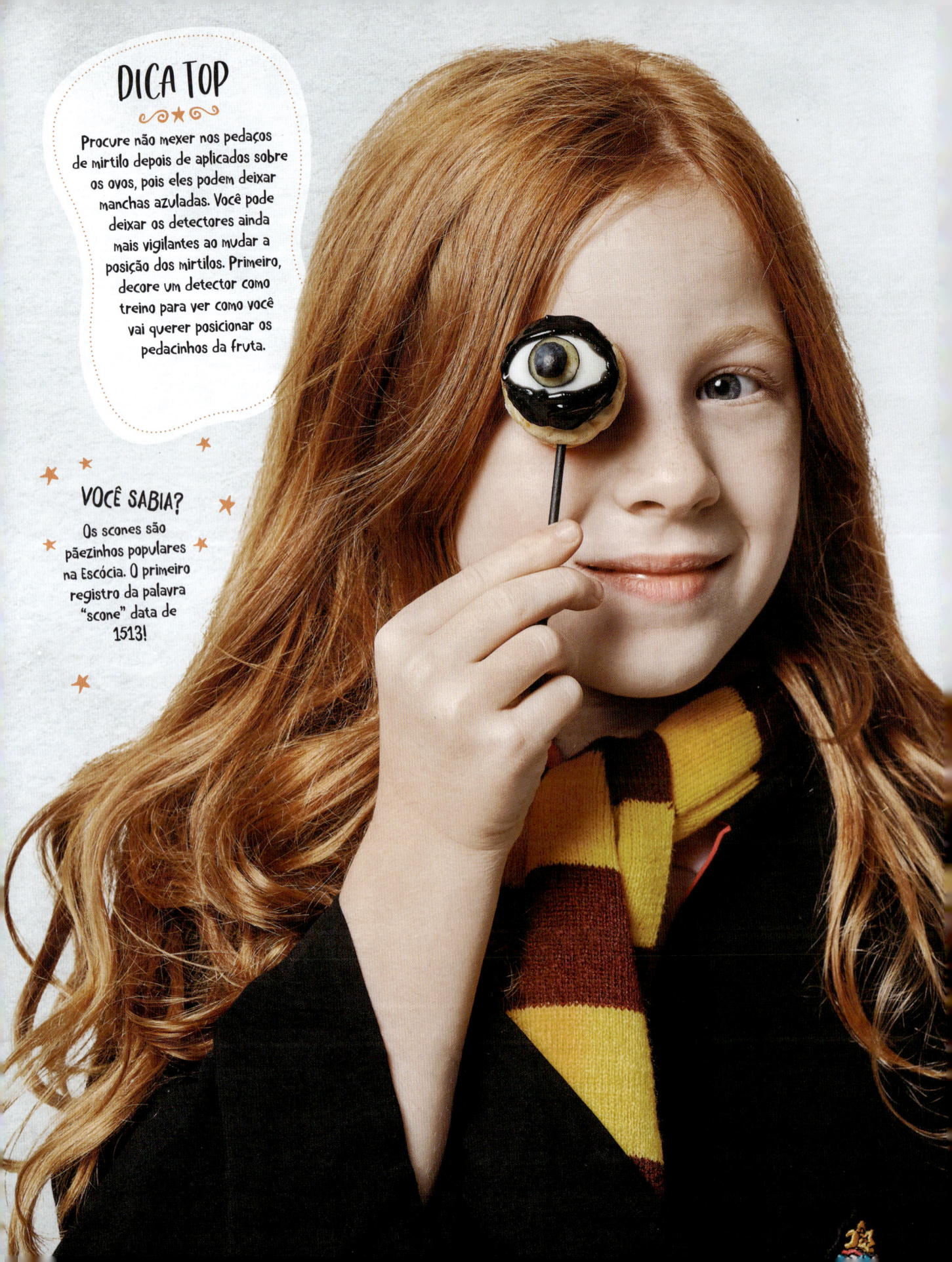

DICA TOP

Procure não mexer nos pedaços de mirtilo depois de aplicados sobre os ovos, pois eles podem deixar manchas azuladas. Você pode deixar os detectores ainda mais vigilantes ao mudar a posição dos mirtilos. Primeiro, decore um detector como treino para ver como você vai querer posicionar os pedacinhos da fruta.

VOCÊ SABIA?

Os scones são pãezinhos populares na Escócia. O primeiro registro da palavra "scone" data de 1513!

SCONES DE DETECTORES DAS TREVAS

12 UNIDADES · **40 MINUTOS** · **20 MINUTOS**

Uma ferramenta favorita de aurores como Alastor "Olho-Tonto" Moody, os detectores das trevas são objetos mágicos capazes de diferenciar uma bruxa ou bruxo bom de um mau (na maioria das vezes). Não podemos prometer que estes scones à base de batata e ovo ajudarão você a encontrar um bruxo das trevas por perto, mas garantimos que eles têm um sabor incrível.

1. Preaqueça o forno a 200° C. Forre uma assadeira com papel-manteiga. Cozinhe a batata em uma panela pequena com água fervente por 8 a 10 minutos, ou até ficar macia. Escorra, devolva à panela e amasse bem.

2. Em uma tigela, misture a farinha, o fermento, o tomilho e um pouco de sal e pimenta e incorpore a manteiga com as pontas dos dedos. Adicione a batata e o leite e misture até obter uma massa macia, adicionando um pouco mais de leite se ela estiver seca e quebradiça.

3. Coloque a massa em uma superfície levemente enfarinhada e abra com um rolo até ficar com 1 cm de espessura. Corte círculos usando um cortador de biscoitos de 4 cm. Transfira-os para a assadeira e leve ao forno por 10 minutos, ou até que cresçam e comecem a dourar. Deixe esfriar em uma grade.

4. Corte uma fatia de 4 cm longitudinal do centro de cada ovo, para ficar só com as pontas mais ovaladas. Bata a maionese em uma tigela com um pouco de corante alimentício até ficar cinza-escuro. Passe um pouco em cada scone para colar a tampinha do ovo. Coloque o restante da mistura em um saco de confeitar e corte a ponta para que ela possa ser aplicada em uma linha grossa.

5. Corte fatias bem finas dos mirtilos e ponha uma em cima de cada ovo. Coloque uma linha de maionese de ambos os lados dos mirtilos para criar o formato de olho. Preencha as áreas de cada lado da linha com mais maionese.

PARA OS SCONES

- 1 batata média descascada e cortada em cubos
- 1 ¼ xícara/155 g de farinha de trigo
- 1 colher de chá de fermento em pó
- 2 colheres de chá de tomilho picado fino
- ¼ de tablete/25 g de manteiga sem sal, gelada e em cubos
- ¼ de xícara/60 ml de leite

PARA DECORAR

- 6 ovos cozidos e sem casca
- ½ xícara/120 g de maionese
- Corante alimentício em gel ou pasta preta comestível
- Mirtilos

EQUIPAMENTO ESPECIAL

- 1 cortador de biscoitos de 4 cm
- Saco de confeitar de papel ou plástico

FATO MÁGICO

Os detectores das trevas não identificam apenas bruxos maus. Eles também sabem quando uma pessoa está mentindo ou quando há algo escondido.

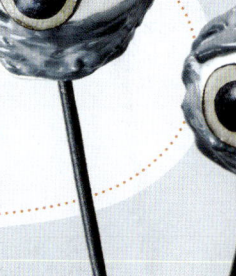

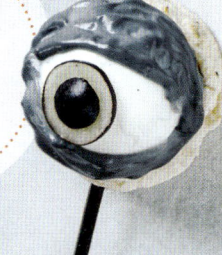

SALGADOS

BOLACHAS VIRA-TEMPO

10 UNIDADES · **1 HORA** · **10 MINUTOS**

Estas bolachas têm a forma do vira-tempo usado por Hermione em *Harry Potter e o Prisioneiro de Azkaban*. São deliciosas e fáceis de fazer. Certifique-se apenas de retornar ao ponto inicial (ou seja, para uma cozinha limpa e arrumada) antes do toque final da torre do relógio de Hogwarts (ou, no caso, do timer do forno).

V

PARA A MASSA
- 1 ½ xícara/190 g de farinha de trigo
- ¾ de tablete/85 g de manteiga sem sal, gelada e em cubos
- ½ xícara/40 g de queijo parmesão ralado fino
- 1 gema de um ovo grande

PARA FINALIZAR
- 2 colheres de sopa de cream cheese
- 20 uvas verdes tipo Thompson ou similar
- 1 colher de sopa de mel
- Salgadinhos em formato de círculo
- Confeitos em formato de estrelas douradas ou granulados dourados
- Corante alimentício dourado

EQUIPAMENTO ESPECIAL
- Cortadores de biscoitos redondos de 8, 7 e 5,5 cm
- Cortador pequeno em forma de estrela
- Saco de confeitar pequeno
- Bico de confeitar pequeno para escrever

1. Preaqueça o forno a 190° C. Forre uma assadeira grande com papel-manteiga. Coloque a farinha em uma tigela e acrescente a manteiga, esfarelando com os dedos até que a mistura pareça areia molhada. Misture o parmesão. Adicione a gema e água (cerca de 1 colher de sopa), o suficiente para formar uma massa firme. Vire sobre uma superfície enfarinhada e amasse levemente até ficar homogênea.

2. Abra a massa com um rolo até ficar com a espessura de 0,5 cm e corte círculos usando um cortador de biscoitos de 8 cm. Transfira para a assadeira, dando um espaço entre eles. Enrole o restante da massa para fazer mais dois círculos. Corte dois círculos menores em cada um deles usando cortadores de biscoitos de 7 e 5,5 cm. Com cuidado, corte o círculo externo de cada biscoito ao meio e puxe de leve, sem perder o formato semicircular. (Não se preocupe se alguns desses aros semicirculares quebrarem, pois você precisará apenas da metade deles.)

3. Use o cortador de biscoitos em forma de estrela para cortar estrelas nos círculos centrais. Asse os biscoitos por 10 minutos até que fiquem dourados. Deixe esfriar na assadeira.

4. Coloque o cream cheese em um saco de confeitar equipado com um bico de escrever. Corte as uvas ao meio. Prenda duas metades em cada biscoito com um pouco de creme. Polvilhe confeitos de estrelas ou granulados dourados ao redor das uvas. Pincele um pouco de mel no topo de cada uva. Coloque uma pequena gota de creme na parte de cima e de baixo das metades das uvas, e duas gotas menores na borda interna de metade dos biscoitos semicirculares. Posicione-as com cuidado ao lado de cada biscoito.

5. Pinte a borda externa e a borda superior dos biscoitos com um pouco de corante alimentício líquido dourado. Parta os salgadinhos ao meio e conecte as partes para que pareçam a corrente dos vira-tempos.

VOCÊ SABIA?
O vira-tempo de Hermione tem a seguinte inscrição: *"Eu marco as horas, cada uma, e ainda não ultrapassei o Sol. Meu uso e valor, para você, são medidos pelo que você tem de fazer."*

SALGADOS

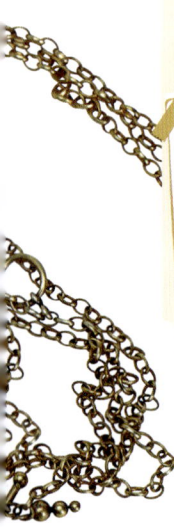

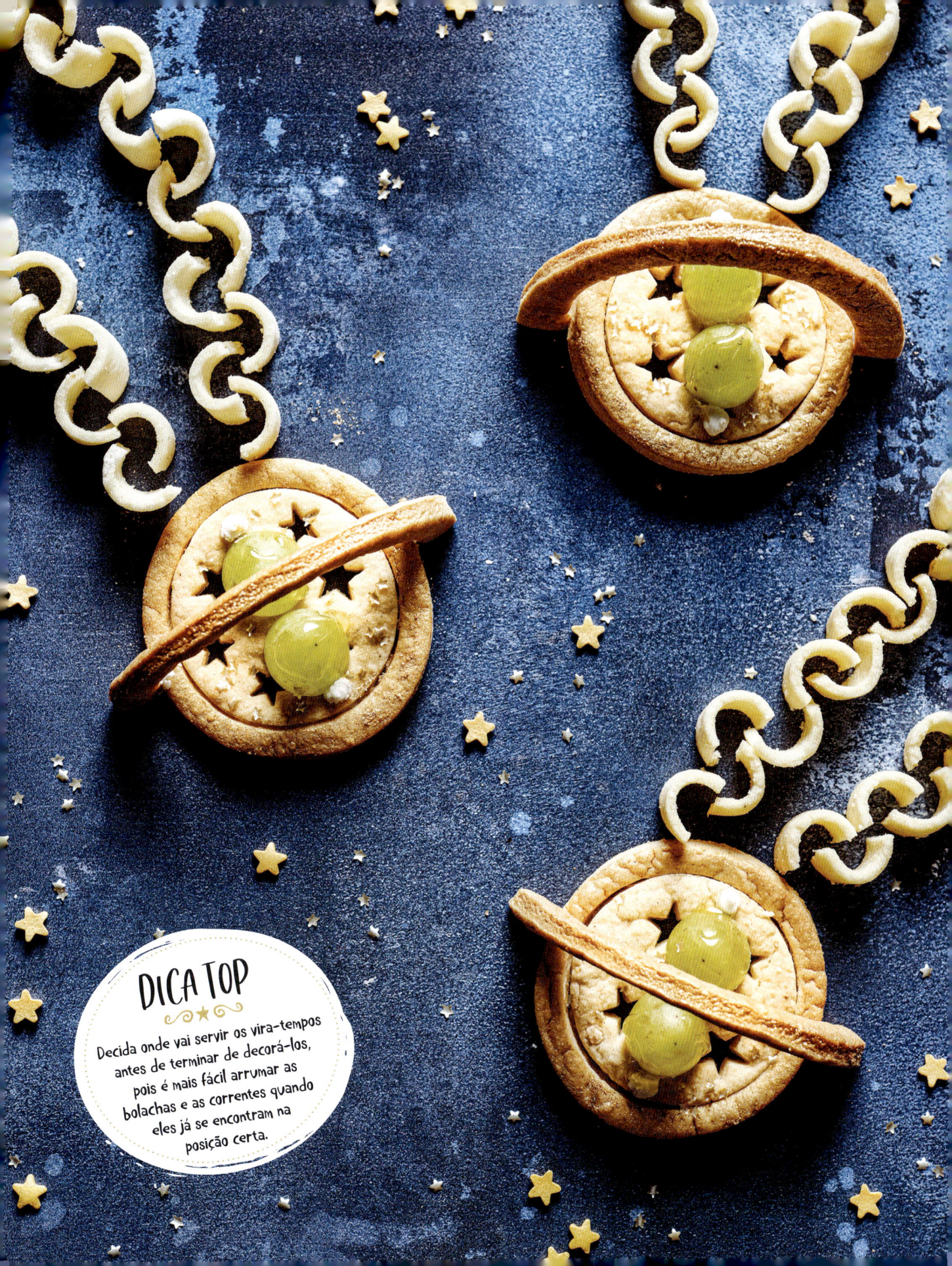

DICA TOP

Decida onde vai servir os vira-tempos antes de terminar de decorá-los, pois é mais fácil arrumar as bolachas e as correntes quando eles já se encontram na posição certa.

PÃO DE MILHO DA PLATAFORMA 9¾

6 A 8 PORÇÕES · **30 MINUTOS** · **40 MINUTOS**

O dia 1º de setembro é uma data importante no mundo bruxo. É quando os alunos retornam a Hogwarts! Para chegar à escola, jovens bruxos e bruxas pegam o Expresso de Hogwarts na plataforma 9¾, acessada através de uma parede mágica. Esta receita genial mostra como criar sua própria parede e placa. Só não esbarre nesta versão.

V · **SG**

PARA O PÃO DE MILHO

- 1 xícara/200 g farinha de milho para polenta
- 1½ xícara/190 g de farinha de trigo sem glúten
- 2 colheres de chá de fermento em pó
- 1 colher de chá de sal
- ½ colher de chá de flocos de pimenta suave
- 4 cebolinhas picadas
- 4 colheres de sopa de coentro picado
- ½ xícara/60 g de queijo cheddar ralado
- 1 xícara/160 g de milho-verde enlatado ou congelado
- 3 ovos grandes batidos
- ½ xícara/120 ml de leitelho ou coalhada em temperatura ambiente
- ⅔ de xícara/150 ml de azeite de oliva

PARA FINALIZAR

- 2 fatias de queijo tipo cheddar ou mussarela
- ½ xícara/65 g de farinha de trigo sem glúten
- 2 colheres de chá de azeite
- Corante alimentício preto

EQUIPAMENTO ESPECIAL

- Forma ou assadeira rasa de 24 x 19 cm
- 2 sacos de confeitar de papel ou plástico

1. Preaqueça o forno a 180º C. Unte e forre uma assadeira rasa de 24 x 19 cm com papel-manteiga. Em uma tigela, misture a farinha de milho, a farinha de trigo, o fermento, o sal, os flocos de pimenta, a cebolinha, o coentro, o queijo e o milho-verde. Em outro recipiente, bata os ovos, o leitelho e o azeite, e adicione à mistura de secos com cuidado até integrar os ingredientes. Sirva na assadeira e nivele a superfície.

2. Asse por 35-40 minutos até ficar firme ao toque e com um tom dourado claro. Mantenha na assadeira por 10 minutos, depois remova com cuidado e passe para outra forma.

3. Para decorar, corte um retângulo de 14 x 5 cm das fatias de queijo e posicione em cima do pão. Em uma tigela pequena, misture a farinha com o azeite e 3 colheres de sopa de água para fazer uma pasta mole. Se estiver firme demais, adicione um pouco mais de água. Transfira 1 colher de sopa generosa para uma tigela separada e misture um pouco de corante alimentício preto. Coloque em um saco de confeitar e corte a ponta para que a pasta possa ser aplicada em uma linha fina. Escreva "9¾ Expresso de Hogwarts" no retângulo de queijo.

4. Coloque o restante da pasta em outro saco de confeitar e corte a ponta. Desenhe uma linha ao redor das bordas do retângulo. Finalize traçando um padrão de tijolos na superfície do pão. Retorne ao forno por mais 3 minutos. Sirva quente ou frio.

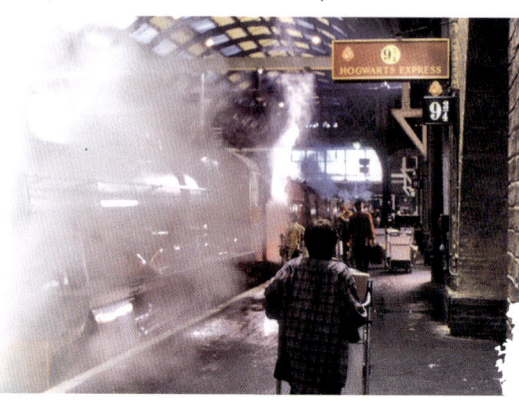

FATO MÁGICO

O elenco e a equipe técnica filmaram a maioria das cenas da plataforma 9¾ na estação ferroviária de King's Cross, em Londres. No entanto, foram usadas as plataformas 4 e 5, e não 9 e 10.

SALGADOS

VOCÊ SABIA?

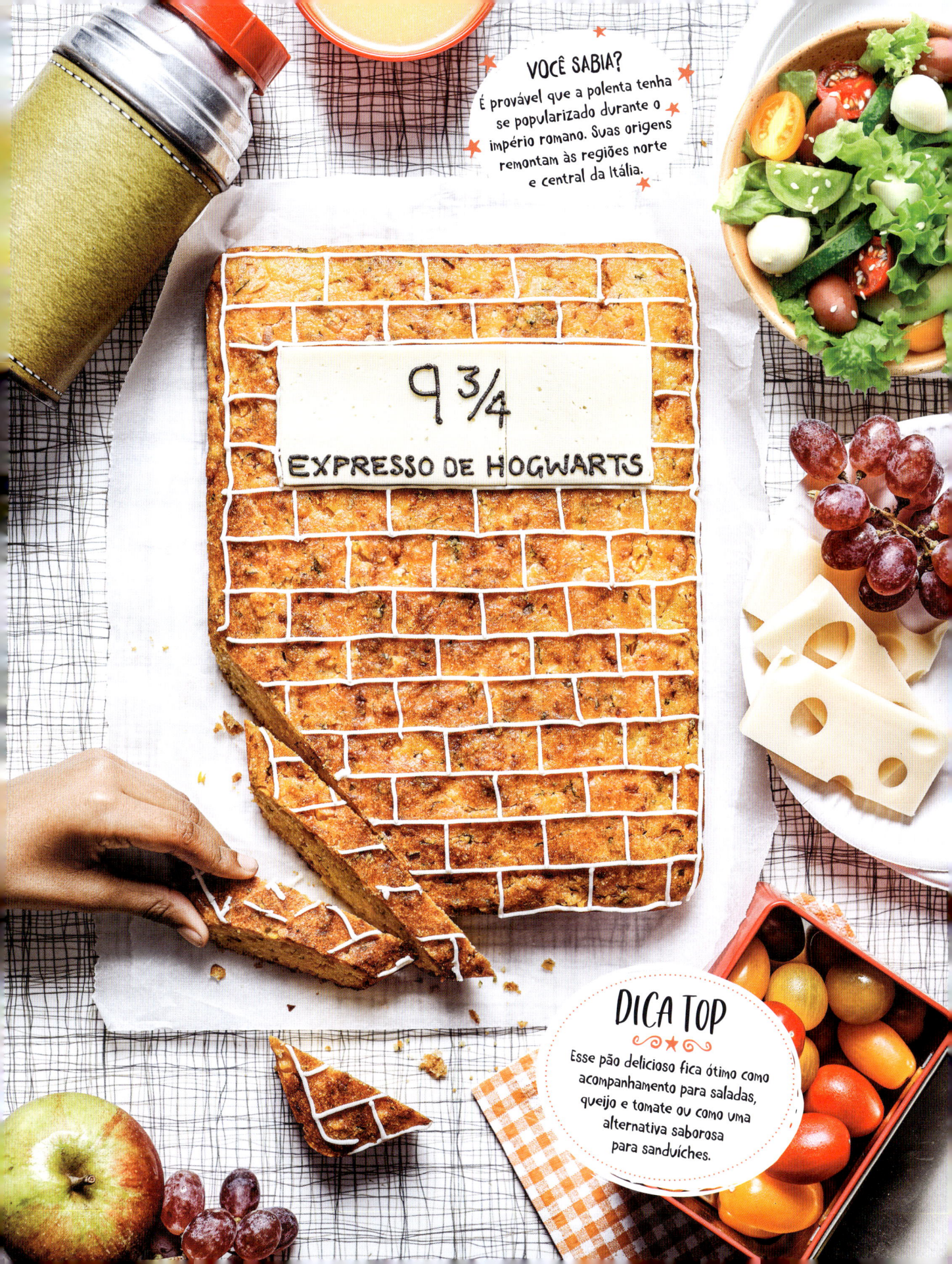

É provável que a polenta tenha se popularizado durante o império romano. Suas origens remontam às regiões norte e central da Itália.

9 3/4
EXPRESSO DE HOGWARTS

DICA TOP

Esse pão delicioso fica ótimo como acompanhamento para saladas, queijo e tomate ou como uma alternativa saborosa para sanduíches.

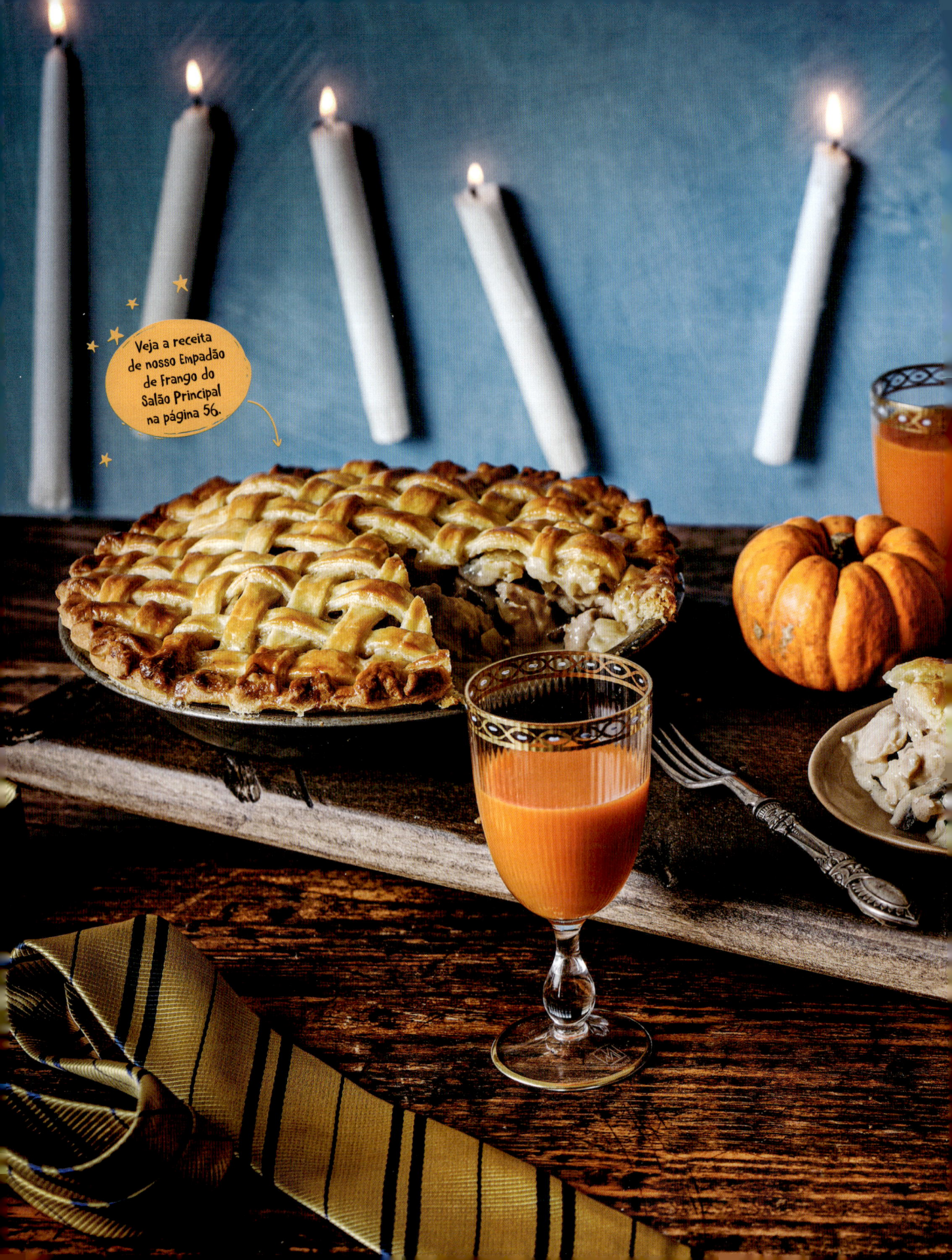

Veja a receita de nosso Empadão de Frango do Salão Principal na página 56.

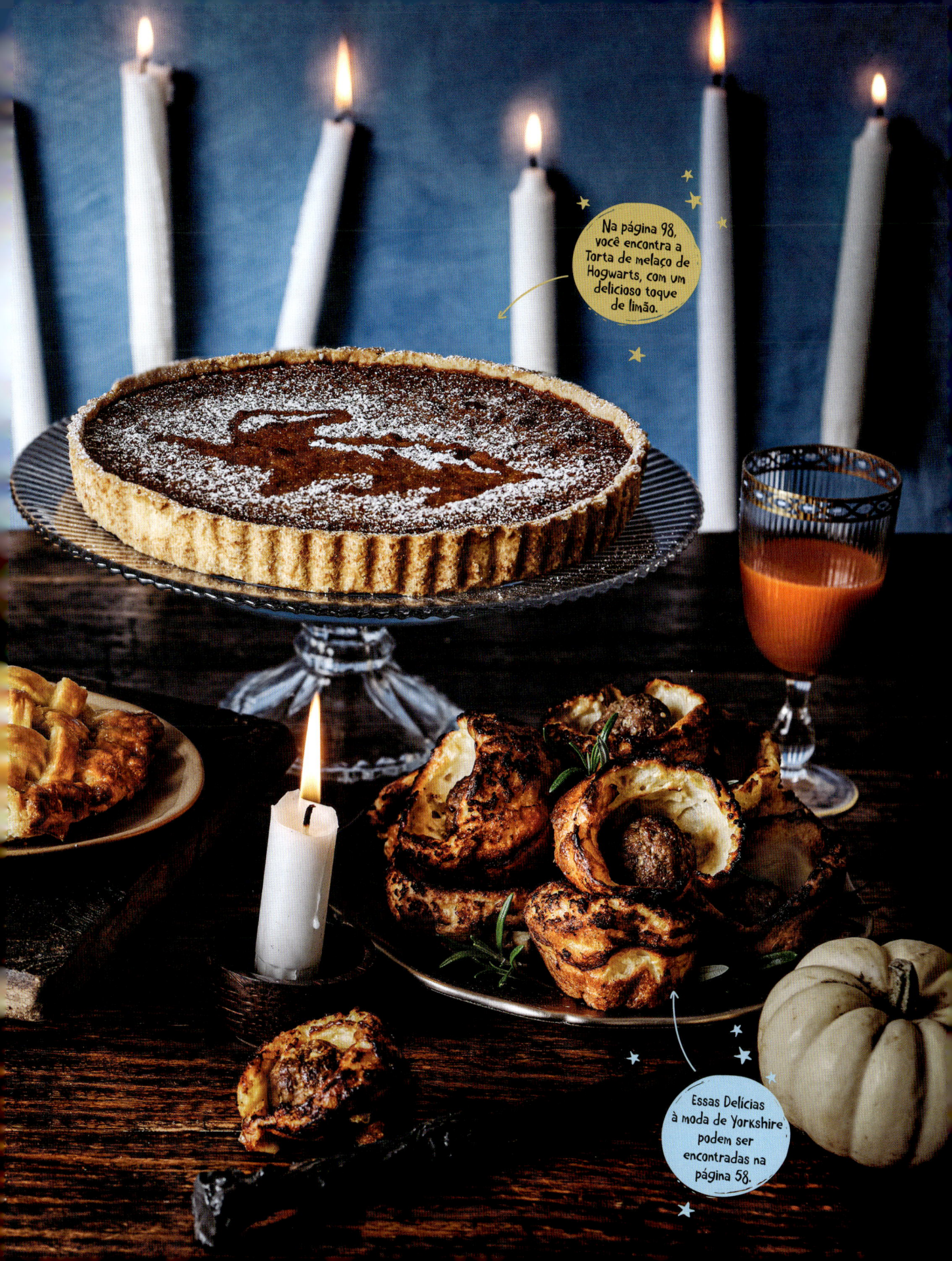

Na página 98, você encontra a Torta de melaço de Hogwarts, com um delicioso toque de limão.

Essas Delícias à moda de Yorkshire podem ser encontradas na página 58.

EMPADÃO DE FRANGO DO SALÃO PRINCIPAL

5 A 6 PORÇÕES · **40 MINUTOS MAIS TEMPO DE RESFRIAMENTO** · **1 HORA E 30 MINUTOS**

Preparadas pelos elfos domésticos da escola, as refeições em Hogwarts são sempre espetaculares, desde o banquete de início de ano até o jantar de um dia comum. Um prato que sempre faz sucesso entre os alunos – e os professores – é este saborosíssimo empadão de frango. E aqui você vai descobrir como prepará-lo.

PARA O RECHEIO
- 10 coxas de frango desossadas e sem pele
- ½ tablete/55 g de manteiga sem sal
- 1 colher de sopa de óleo vegetal
- 2 cebolas picadas
- 3 folhas de louro
- 2 talos de aipo fatiados finos
- 4 colheres de sopa de farinha de trigo
- 2 ½ xícaras/600 ml de caldo de galinha
- Um pequeno punhado de folhas de estragão
- 2 xícaras/200 g de cogumelos fatiados
- ¼ de xícara/60 ml de creme de leite fresco

PARA FINALIZAR
- 800 g de massa de torta pronta
- 1 ovo batido, para pincelar
- Sal e pimenta a gosto

EQUIPAMENTO ESPECIAL
Forma de torta de metal de aproximadamente 24 cm

1. Para preparar o recheio, corte o frango em cubinhos e tempere com um pouco de sal e pimenta. Derreta metade da manteiga junto com o óleo em uma panela e frite o frango em duas levas até dourar levemente. Reserve. Adicione as cebolas, as folhas de louro e o aipo à panela e frite por 3 minutos.

2. Adicione a farinha, mexendo por 2 minutos. Misture o caldo aos poucos. Retorne o frango à panela junto com o estragão e cozinhe em fogo baixo por 30 minutos. Tempere a gosto.

3. Derreta a manteiga restante na frigideira e frite os cogumelos por 5 minutos até dourar. Adicione os cogumelos fritos e o creme de leite ao frango. Deixe esfriar e retire as folhas de louro.

4. Preaqueça o forno a 200° C. Abra metade da massa sobre uma superfície levemente enfarinhada até ficar bem fina e, com ela, forre uma forma de torta de metal de 24 cm, de tal modo que passe ligeiramente das bordas. Coloque o recheio na massa, deixando-o se acumular um pouco mais no centro. Se houver líquido demais, coe e reserve para outra ocasião.

5. Abra a massa restante em uma camada fina. Umedeça a borda com água. Corte a massa em tiras de 2 cm de largura e use para criar um padrão de treliça sobre a torta.

6. Apare o excesso e aperte as bordas da massa. Pincele com ovo batido e leve ao forno por 40 minutos, ou até dourar bem.

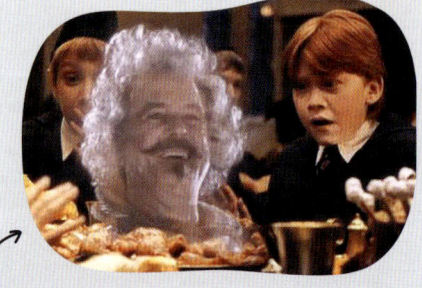

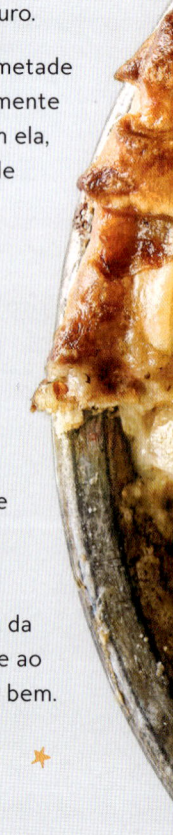

Rony leva um susto enquanto devora coxas de frango e o fantasma Nick Quase Sem Cabeça surge de repente, atravessando seu prato.

SALGADOS

FATO MÁGICO

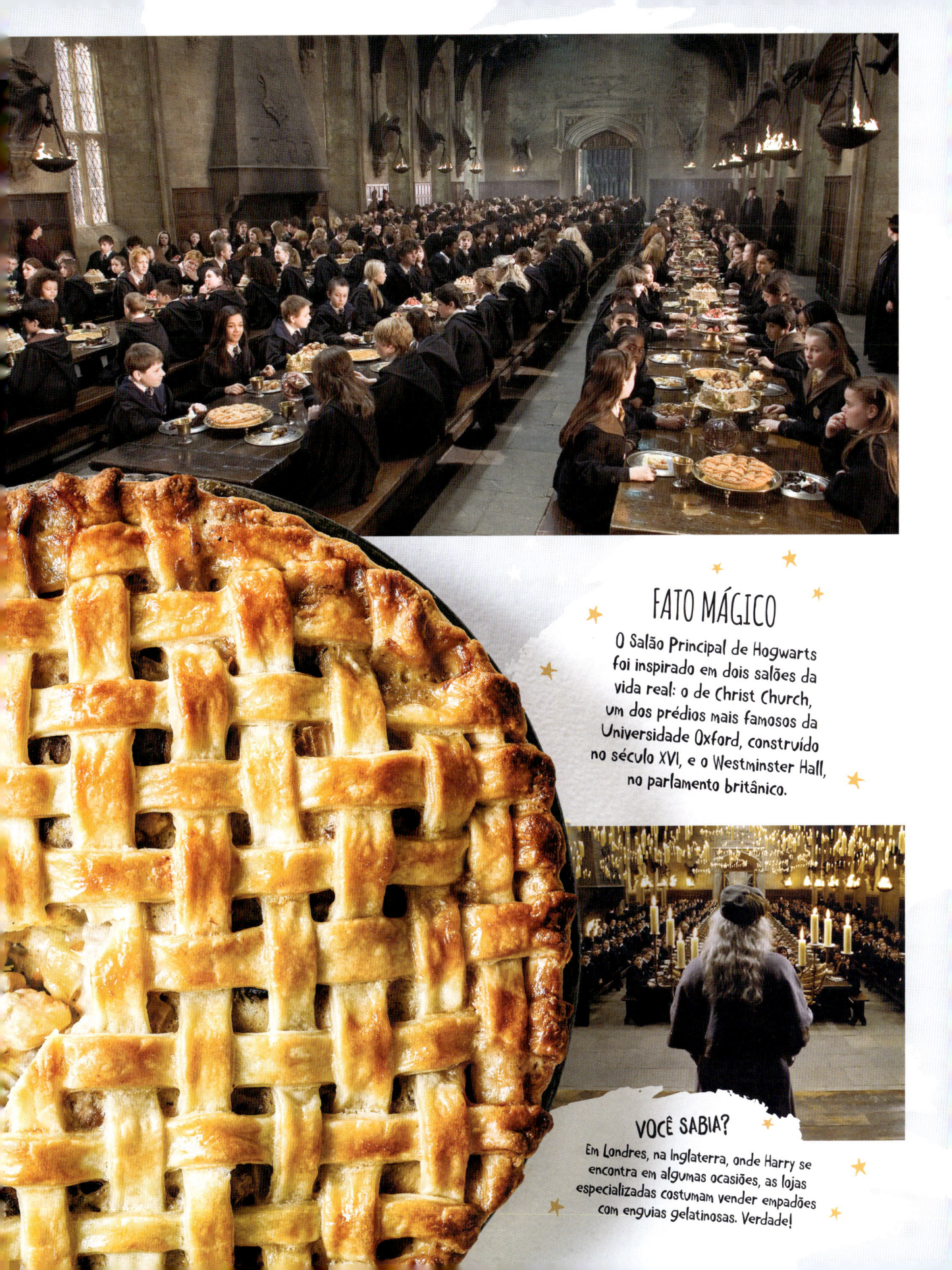

O Salão Principal de Hogwarts foi inspirado em dois salões da vida real: o de Christ Church, um dos prédios mais famosos da Universidade Oxford, construído no século XVI, e o Westminster Hall, no parlamento britânico.

VOCÊ SABIA?

Em Londres, na Inglaterra, onde Harry se encontra em algumas ocasiões, as lojas especializadas costumam vender empadões com enguias gelatinosas. Verdade!

DELÍCIAS À MODA DE YORKSHIRE

12 UNIDADES · **15 MINUTOS** · **25 MINUTOS**

Delícias à moda de Yorkshire (chamadas de "popovers" nos Estados Unidos ou de "pudding" no Reino Unido) são grandes favoritas dos estudantes de Hogwarts – especialmente de Harry Potter, que simplesmente adora. O segredo desta receita é aquecer bem a assadeira para permitir que as Delícias fiquem bem altas. O ideal é servi-las sob milhares de velas flutuantes e com muito caldo de carne.

PARA AS ALMÔNDEGAS

1 xícara/225 g de carne magra moída
1 cebola média picada
½ colher de chá de alecrim picado
2 colheres de sopa de azeite de oliva light ou outro óleo vegetal
Sal e pimenta a gosto

PARA A MASSA

1 xícara/125 g de farinha de trigo
½ colher de chá de sal
2 ovos grandes batidos
1 xícara/250 ml de leite

EQUIPAMENTO ESPECIAL

Assadeira para cupcakes com 12 cavidades, de preferência antiaderente.

V — Para uma opção vegetariana, use sua alternativa para carne preferida.

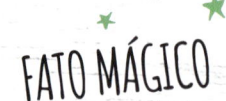

1. Preaqueça o forno a 230° C. Misture bem a carne moída, a cebola, o alecrim e um pouco de sal e pimenta. Faça 12 bolas de tamanho uniforme.

2. Despeje ½ colher de chá de azeite em cada cavidade de uma assadeira de cupcake.

3. Aqueça no forno por 5 minutos. Adicione uma almôndega em cada cavidade e volte ao forno por mais 5 minutos.

4. Enquanto isso, prepare a massa. Coloque a farinha e o sal em uma tigela, faça um buraco no centro e adicione os ovos e metade do leite. Misture tudo, incorporando gradualmente a farinha das laterais da tigela até obter uma massa espessa e lisa. Incorpore o leite restante, misturando sem parar.

5. Tire a assadeira do forno. Trabalhando rapidamente, para que o óleo não esfrie, despeje a massa até encher metade de cada copinho. Asse por 12-15 minutos até que esteja bem alta e dourada. Sirva quente.

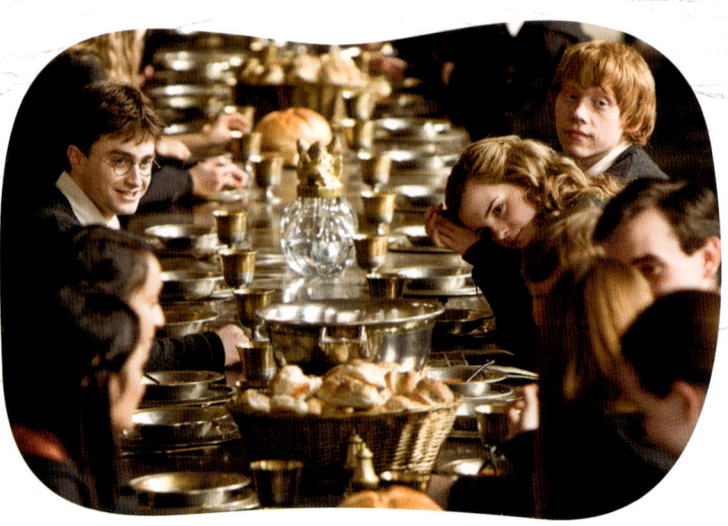

FATO MÁGICO

A equipe de design encorajou os jovens atores do filme a rabiscar seus nomes e outras marcas nas mesas das quatro casas no Salão Principal, para fazê-las parecer mais envelhecidas.

SALGADOS

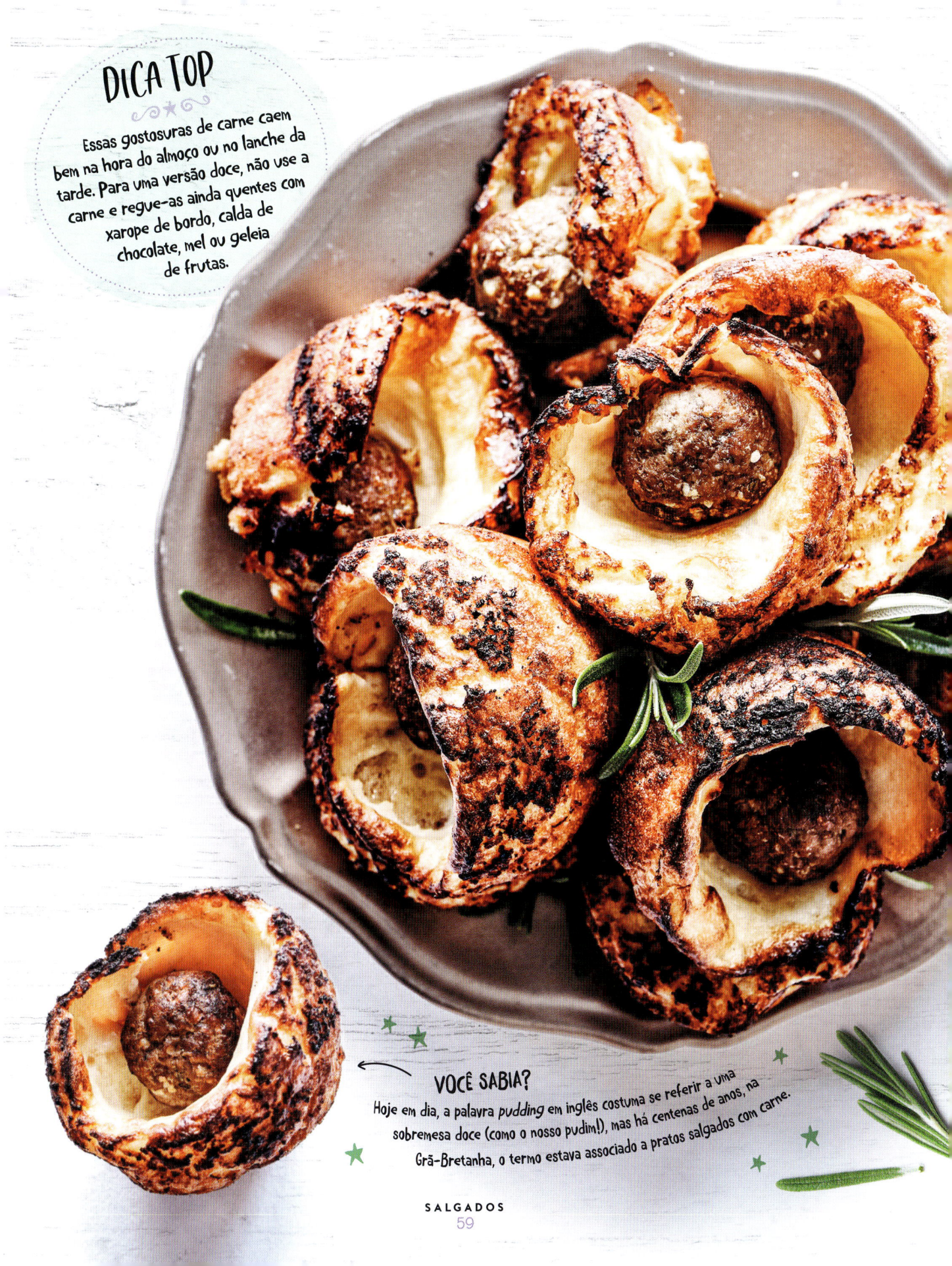

DICA TOP

Essas gostosuras de carne caem bem na hora do almoço ou no lanche da tarde. Para uma versão doce, não use a carne e regue-as ainda quentes com xarope de bordo, calda de chocolate, mel ou geleia de frutas.

VOCÊ SABIA?
Hoje em dia, a palavra *pudding* em inglês costuma se referir a uma sobremesa doce (como o nosso pudim!), mas há centenas de anos, na Grã-Bretanha, o termo estava associado a pratos salgados com carne.

SALGADOS

TORTINHAS DE NOZES ASSADAS POR DRAGÃO

8 UNIDADES · **30 MINUTOS MAIS TEMPO DE RESFRIAMENTO E REFRIGERAÇÃO** · **25 MINUTOS**

Disponíveis em uma máquina de venda automática no Beco Diagonal (como visto em *Harry Potter e o Enigma do Príncipe*), as nozes assadas por dragão são um lanche popular no mundo bruxo – e não é de se admirar! Assadas por um dragão de verdade (embora um bem pequeno), elas dão um novo significado às palavras "grelhado no fogo aberto". Nossa versão, que pode ser feita em apenas 30 minutos, ainda vem com uma base de massa folhada inspirada no rabo-córneo húngaro.

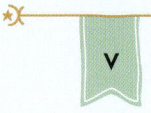

V

- 1 colher de sopa de clara
- 1 xícara/140 g de nozes inteiras variadas (por exemplo, amêndoas, avelãs, pecãs, castanhas-de-caju, nozes, castanhas-do-pará)
- ½ colher de chá de cada um dos seguintes temperos: páprica picante, cominho moído, coentro moído e açafrão
- ½ colher de chá de sal
- 450 g de massa folhada
- Ovo batido, para pincelar
- ¼ de xícara/60 g de maionese
- ¼ de xícara/60 g de iogurte grego

EQUIPAMENTO ESPECIAL
Cortador de biscoitos redondos de 11,5 cm
Cortador de biscoitos redondos de 6 cm
Cortador de biscoitos redondo de 4 cm

1. Preaqueça o forno a 220º C. Forre uma assadeira com papel-manteiga. Coloque a clara em uma tigela, adicione as nozes e misture bem até ficarem cobertas por uma fina camada. Polvilhe os temperos e o sal e misture novamente. Espalhe na assadeira em uma camada única e leve ao forno por 10 minutos. Deixe esfriar.

2. Abra a massa sobre uma superfície levemente enfarinhada até que fique com 2 mm de espessura. Corte círculos usando um cortador de biscoitos de 11,5 cm. Pressione suavemente com o cortador de biscoito de 6 cm no centro de cada círculo para que deixe uma marca, mas não corte por completo. Use um cortador de 4 cm para cortar semicírculos ao redor das bordas dos biscoitos, criando pontas ao redor de cada torta. Posicione na assadeira e leve à geladeira por 20 minutos.

3. Pincele as bordas das tortinhas com ovo batido e leve ao forno por 15 minutos até que cresçam e dourem. Pressione cuidadosamente os centros das tortas para fazer pequenos recipientes semelhantes a pescoços de dragão da primeira tarefa do Torneio Tribruxo. Deixe esfriar.

4. Misture a maionese e o iogurte e coloque um pouco na base de cada torta. Espalhe as nozes por cima e mantenha em local fresco até a hora de servir.

SG — Para uma variação sem glúten desta receita, você pode servir as nozes soltas, sem o ninho de massa. Espalhe as nozes cobertas de especiarias em uma assadeira forrada com papel-manteiga. Asse por 10 minutos e deixe esfriar antes de servir.

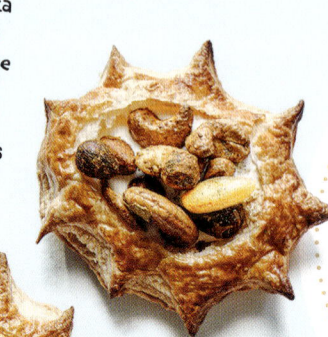

DICA TOP

Vai haver sobras de massa desta receita. Para evitar desperdício, corte grosseiramente em semicírculos para combinar com os já feitos e misture em uma tigela com um pouco de sobra de ovo batido, 2 colheres de sopa de açúcar refinado e uma colher de chá rasa de canela em pó. Faça bolinhas, disponha em uma assadeira e leve ao forno até dourar. Depois é só saborear.

SALGADOS

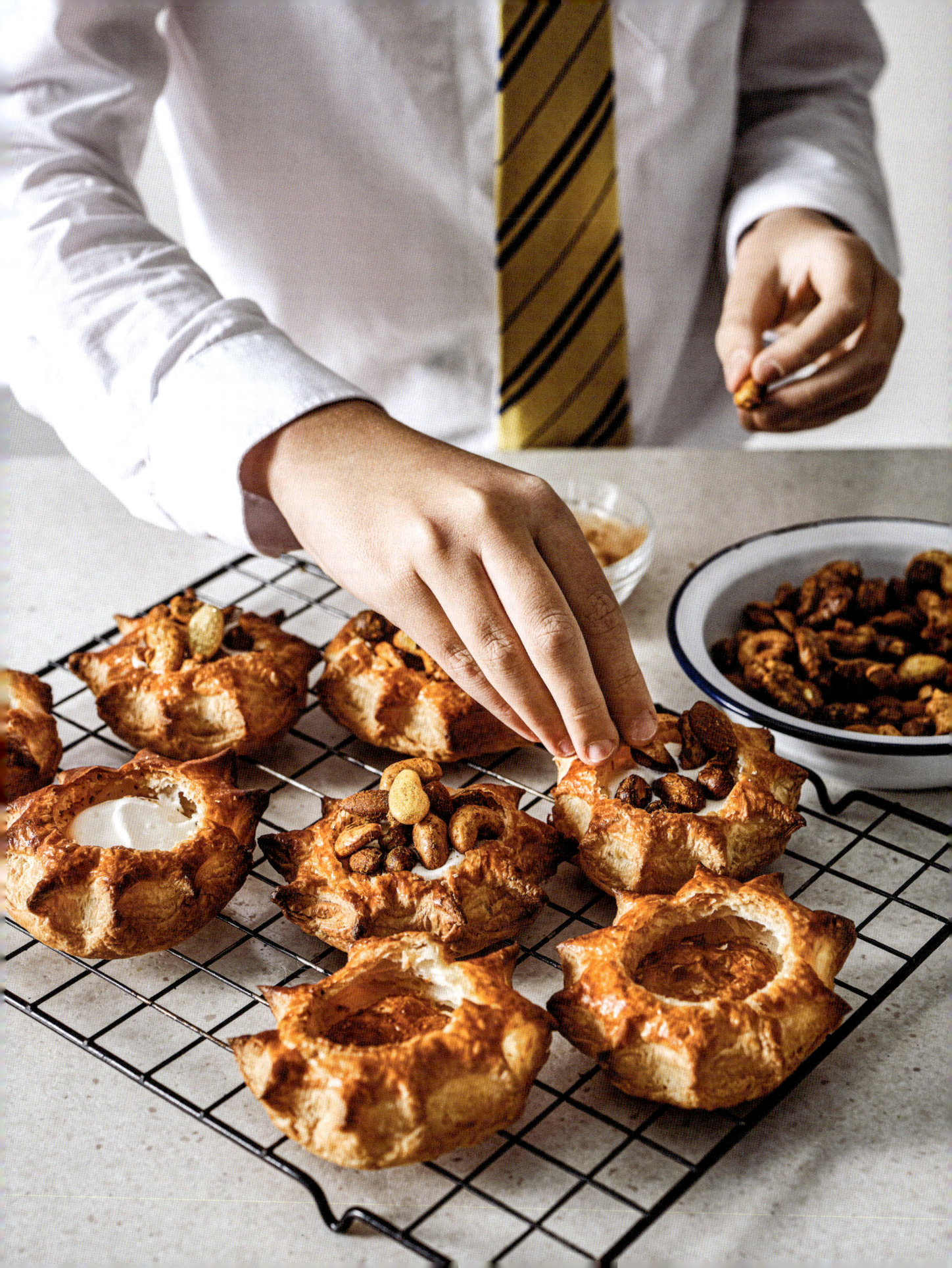

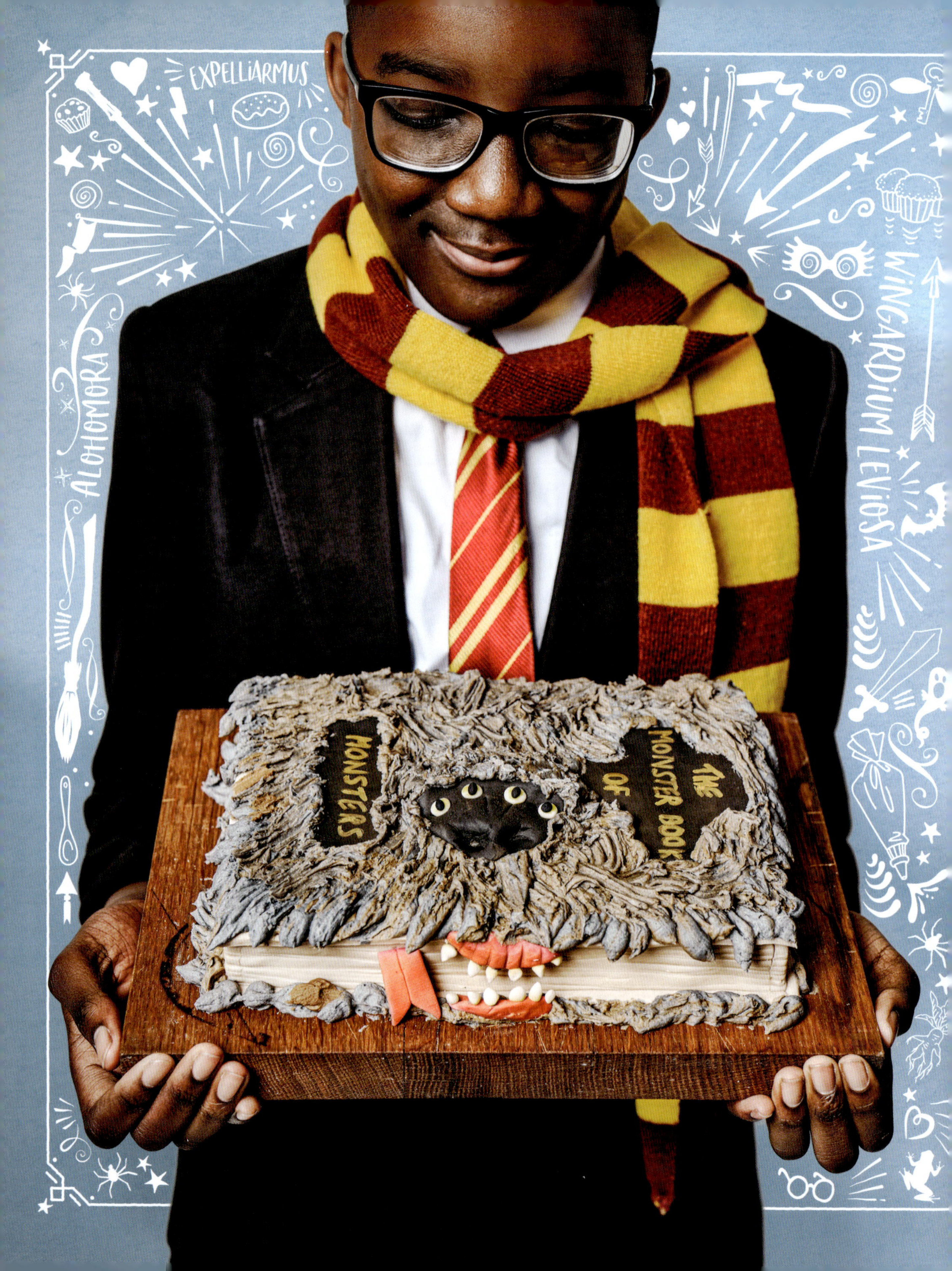
EXPELLIARMUS
ALOHOMORA
WINGARDIUM LEVIOSA
THE MONSTER BOOK OF
MONSTERS

DOCES

– Algum doce do carrinho, meus queridos?
– Vamos levar tudo!

Bruxa dos doces e Harry Potter

Doces dispensam apresentações!
Nesta seção você vai atender
à formiguinha que existe
dentro de você ao preparar
receitas de dar água na boca.

Cookies Espectrocs de Luna

12 UNIDADES | **1 HORA MAIS TEMPO DE RESFRIAMENTO** | **10 MINUTOS**

Modelados por Luna Lovegood em *Harry Potter e o Enigma do Príncipe*, os espectrocs são óculos coloridos que permitem que o usuário veja os zonzóbulos: criaturas invisíveis flutuantes que entram pelos ouvidos e atordoam o cérebro. Estes cookies deliciosos, porém, só vão atordoar suas papilas gustativas – com prazer formigante. Aprecie com chá e sua revista favorita (recomendamos *O Pasquim*).

PARA OS COOKIES

- 2 ⅓ xícaras/290 g de farinha de trigo
- 1 ¾ tablete/200 g de manteiga sem sal, gelada e em cubos
- ¾ de xícara/100 g de açúcar de confeiteiro
- 2 gemas
- 2 colheres de chá de extrato de baunilha
- 12 balas duras rosa e 12 azuis

PARA A COBERTURA

- 1 clara
- 1 ½ xícara/190 g de açúcar de confeiteiro
- Corante alimentício rosa
- Glitter rosa comestível, para polvilhar

1. Coloque a farinha em um processador de alimentos e acrescente a manteiga. Bata até que a mistura pareça areia molhada. Adicione o açúcar e bata rapidamente para misturar. Adicione as gemas e a essência de baunilha. Bata até obter uma massa lisa. Embrulhe em papel-filme e leve à geladeira por 1 hora, até ficar firme.

2. Preaqueça o forno a 190º C. Forre 2 assadeiras com papel-manteiga. Use papel para desenhar e cortar o modelo dos espectrocs na página 117. Abra metade da massa sobre uma superfície levemente enfarinhada com espessura de 3 mm, reservando o restante da massa na geladeira. Passe para uma assadeira.

3. Coloque o molde sobre a massa e corte o formato dos óculos usando uma faca, sem esquecer de cortar os círculos centrais. Corte o máximo de formas (óculos) que puder. Retire cuidadosamente as aparas da massa e volte-a à geladeira. Abra e corte mais óculos da massa reservada e das aparas até completar 12 pares.

4. Asse os biscoitos por 5 minutos. Desembrulhe as balas e coloque uma de cada cor em cada par de óculos. Retorne ao forno por mais 5 minutos, ou até que elas derretam e preencham o espaço. Se alguma área não estiver preenchida por completo, use um palito de dente para empurrar a bala derretida até as bordas. Deixe esfriar.

5. Em uma tigela, bata a clara e o açúcar de confeiteiro com um fouet, adicionando uma pitada de corante rosa. A mistura deve ficar espessa, mas ainda maleável. Se estiver muito grossa, acrescente uma gota de água. Use um pincel fino para espalhar a cobertura nos espectrocs. Deixe por algumas horas ou durante a noite para endurecer. Sirva polvilhado com glitter comestível.

> "Você é tão normal quanto eu."
> — LUNA LOVEGOOD
> *Harry Potter e a Ordem da Fênix*

DICA TOP

Se você tiver um cortador de biscoitos redondo de 4 cm de diâmetro, use-o para cortar rapidamente o miolo dos espectrocs.

DOCES

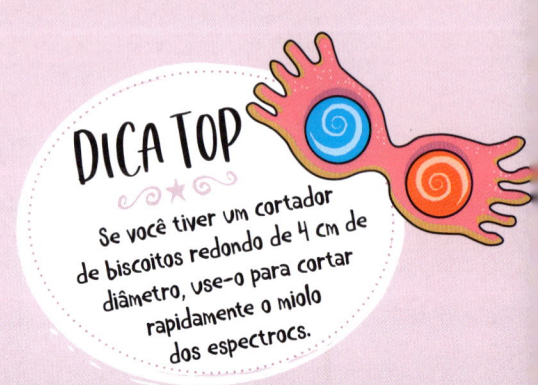

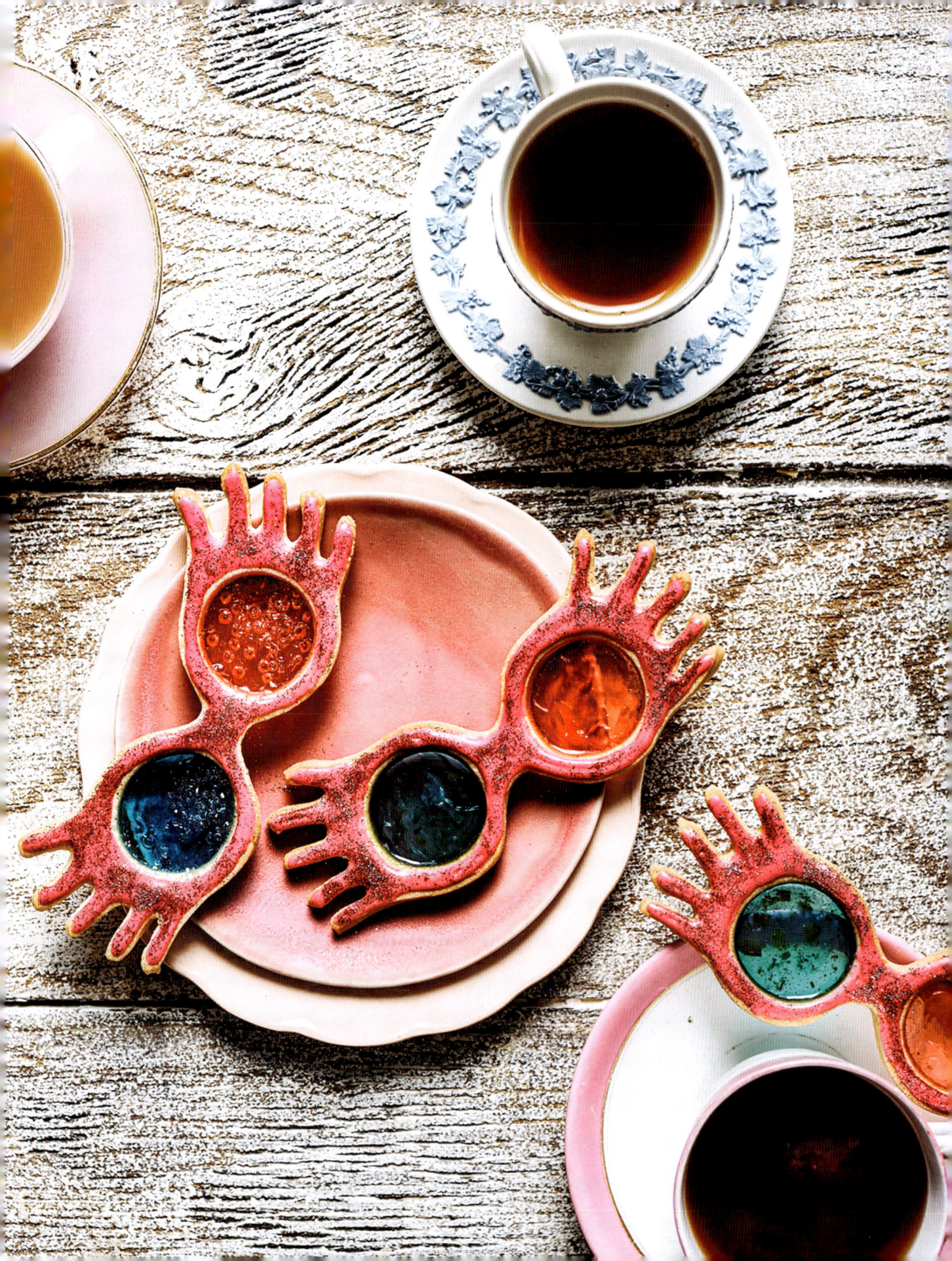

Cookies da Espada de Gryffindor

12-14 UNIDADES · **1H30 MAIS TEMPO DE DESCANSO DA MASSA** · **20 MINUTOS**

Conduza seu herói interior com estas réplicas afiadíssimas da espada mágica de Godric Gryffindor. Usada por Harry para derrotar o temido basilisco e por Rony para destruir o medalhão de Salazar Slytherin, esta lâmina antiga é um dos objetos mais poderosos do mundo bruxo e sempre aparece quando você mais precisa (tomara que funcione também quanto a fome ataca).

PARA OS COOKIES

- 110 g de manteiga sem sal, em temperatura ambiente
- ½ xícara rasa/65 g de açúcar de confeiteiro
- 1 colher de chá de extrato de amêndoa
- 1 xícara/125 g de farinha de trigo
- 3 colheres de sopa de amêndoas moídas

PARA DECORAR

- 1 clara de um ovo grande
- 1 ¼ xícara/155 g de açúcar de confeiteiro
- Corante alimentício preto natural
- 10 a 12 cerejas cristalizadas
- Glacê real cinza ou preto

EQUIPAMENTO ESPECIAL

Bico de confeitar de 1 cm
Bico de confeitar para escrita
Saco de confeitar grande

1. Preaqueça o forno a 160º C. Copie e recorte o molde da espada na página 115. Forre 2 assadeiras com papel-manteiga. Posicione o molde por baixo do papel-manteiga para aplicar a massa.

2. Bata a manteiga e o açúcar até a mistura ficar bem clara e cremosa. Junte o extrato de amêndoa, a farinha e as amêndoas até formar uma massa homogênea, que deve ser transferida para um saco de confeitar grande equipado com um tubo de confeitar simples de 1 cm.

3. Aplique a massa seguindo o molde da espada. Comece na extremidade do cabo, preenchendo o formato quase até as bordas e fazendo uma linha longa para a lâmina. Levante o saco de confeitar e belisque a massa para formar uma ponta afiada. Deslize o molde para outra área do papel-manteiga e prepare outra espada. Repita até fazer entre 12 e 14 espadas.

4. Asse por 20 minutos, até dourar. Deixe na assadeira por 5 minutos e depois transfira cuidadosamente para uma grade para terminar de esfriar.

5. Para a cobertura, bata a clara e o açúcar de confeiteiro até ficar espesso e homogêneo. Adicione um pouco de corante alimentício preto para deixar a mistura num tom cinza-claro. Deslize uma folha de papel-manteiga sob a grade para coletar os respingos. Use um pincel de confeiteiro para cobrir os biscoitos com uma camada fina da cobertura.

6. Aproveite que a cobertura não endureceu para cortar pedaços de cerejas cristalizadas e use para decorar os cabos. Deixe descansar por 1 hora.

7. Para terminar de decorar, use o glacê cinza ou preto com o bico para escrita e faça linhas decorativas nos cabos das espadas e uma linha reta descendo pelos centros das lâminas.

FATO MÁGICO

Ao criar a espada de Gryffindor, a equipe de adereços de Harry Potter procurou inspiração nas espadas medievais. Os grandes rubis no cabo da espada foram adicionados para simbolizar a Grifinória.

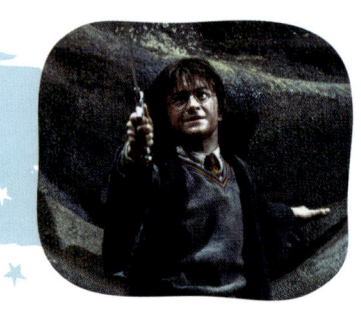

DOCES

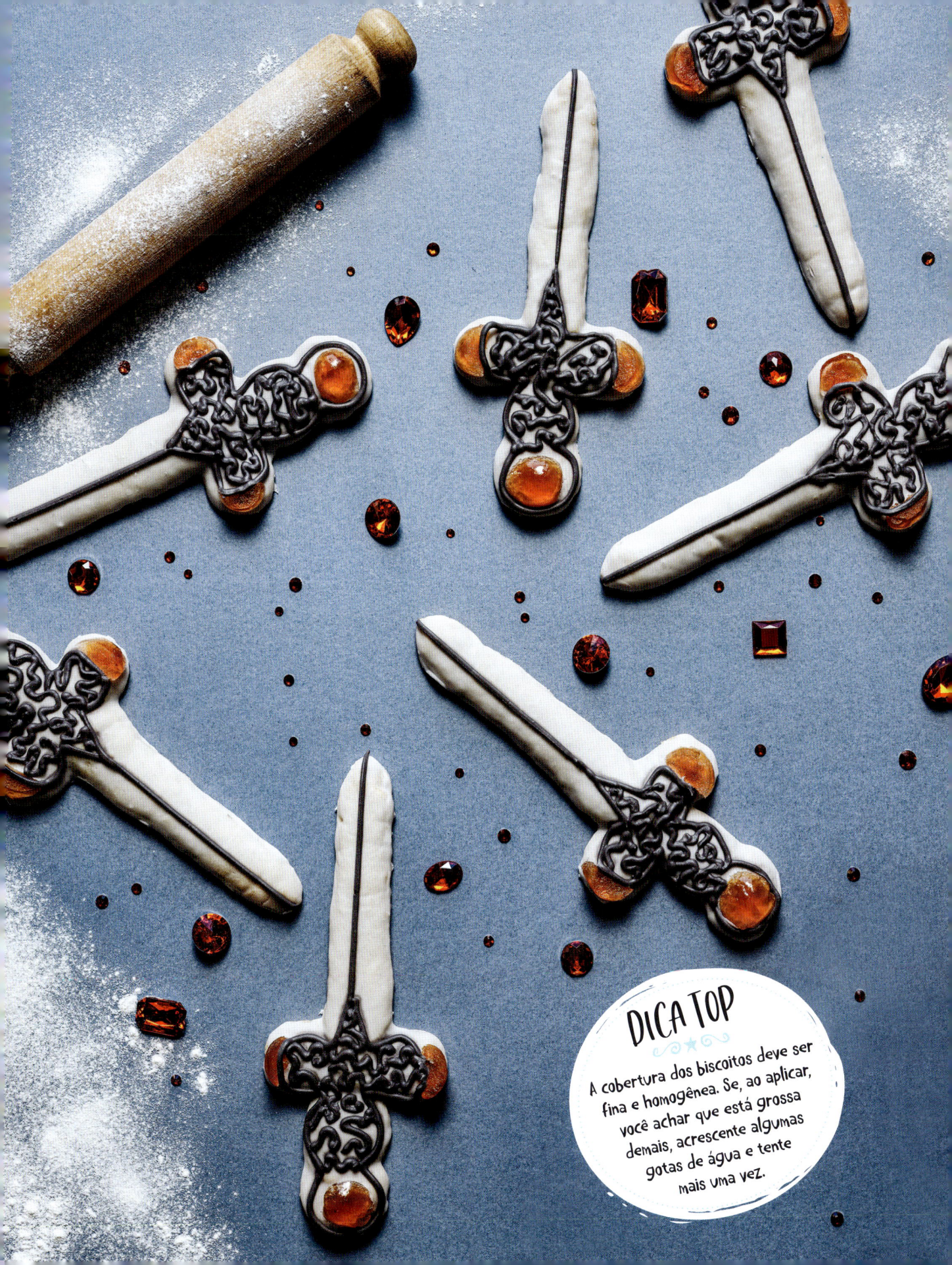

DICA TOP

A cobertura dos biscoitos deve ser fina e homogênea. Se, ao aplicar, você achar que está grossa demais, acrescente algumas gotas de água e tente mais uma vez.

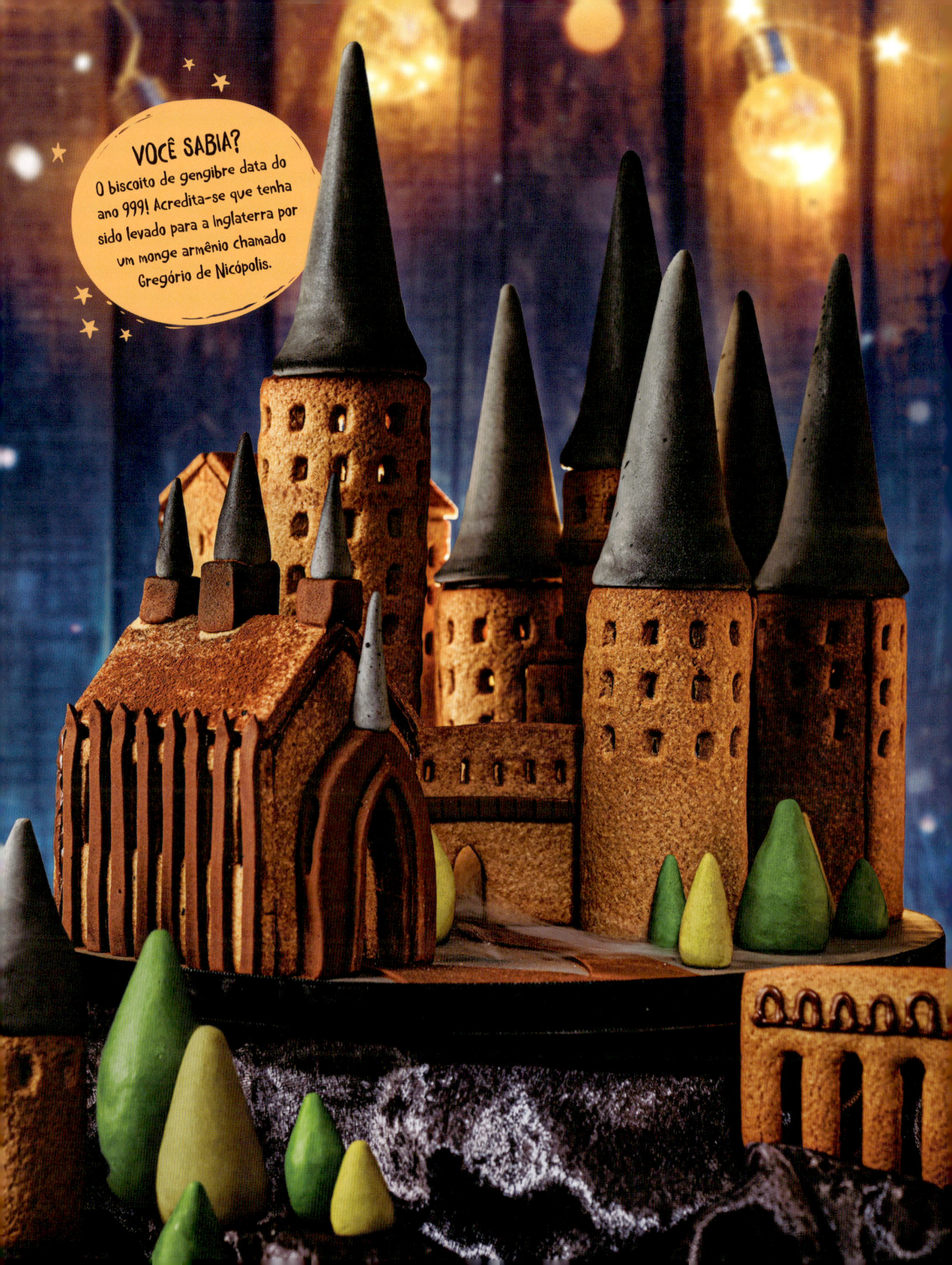

VOCÊ SABIA?
O biscoito de gengibre data do ano 999! Acredita-se que tenha sido levado para a Inglaterra por um monge armênio chamado Gregório de Nicópolis.

CASTELO DE HOGWARTS DE GENGIBRE

28 PORÇÕES | **4 HORAS MAIS TEMPO DE RESFRIAMENTO** | **CERCA DE 30 MINUTOS**

Fundada há mais de mil anos pelos quatro bruxos e bruxas mais famosos da época, a Escola de Magia e Bruxaria de Hogwarts é a melhor do mundo, e agora você pode criar a sua própria. Esta pode não ter 142 escadas que se movem ou um fantasma quase sem cabeça, mas tem um magnífico Salão Principal, e é tão deliciosa quanto aparenta ser.

V

1. Para 1 massa de biscoito de gengibre: coloque a farinha, o sal e as especiarias em um processador de alimentos. Adicione a manteiga e bata até que a mistura se assemelhe a areia molhada. Junte o açúcar e processe para misturar. Em seguida, adicione o xarope de milho, o ovo e a gema e volte a processar até obter uma massa lisa e firme.

2. Despeje em superfície ligeiramente enfarinhada, molde num bloco com 2,5 cm de espessura e embrulhe em papel-filme. Repita todo o procedimento duas vezes. Deixe as massas na geladeira por algumas horas ou da noite para o dia.

3. Use papel para copiar e recortar os modelos do Castelo de Gengibre nas páginas 120 e 121, escrevendo em cada um o nome do edifício correspondente e o número de peças necessárias. Corte um rolo de papelão com 20 cm de altura, outro com 6 cm de altura e o restante com 13 cm de altura. Forre cada um com papel-alumínio, empurrando bem as pontas do papel para o interior dos rolos. Corte com cuidado cada tubo ao meio, no sentido do comprimento.

4. Preaqueça o forno a 180º C. Forre várias assadeiras com papel-manteiga. Abra uma das massas de biscoito de gengibre em uma superfície enfarinhada até ficar com 3 mm de espessura. Coloque os moldes por cima e corte com uma faca afiada. Transfira para a assadeira, espaçando os pedaços. Verifique se os pedaços mantiveram o formato durante a transferência.

5. Para as torres, abra outro pedaço de massa e corte retângulos com 7,5 cm de largura e com a altura ligeiramente menor do que a dos tubos forrados de papel-alumínio. Use o cabo de uma colher de chá para marcar fileiras de janelas em todas as peças das torres. Posicione os retângulos por cima dos rolos forrados de papel-alumínio e os arrume espaçados na assadeira. Marque mais janelas nas massas restantes, seguindo o indicado nos modelos. Corte as janelas do Salão Principal com uma faca.

Continua na próxima página.

---

3 massas de biscoito de gengibre (veja abaixo)

680 g de pasta americana cinza

Açúcar de confeiteiro e cacau em pó, para polvilhar

1 ½ xícara/225 g de chocolate ao leite picado

200 g de pasta americana marrom

200 g de pasta americana verde, de preferência em dois tons

6 casquinhas de sorvete

Spray alimentício preto comestível (opcional)

BISCOITO DE GENGIBRE

2 ¾ xícaras/345 g de farinha de trigo

2 colheres de chá de gengibre moído

2 colheres de chá de canela em pó

1 ⅛ tablete/125 g de manteiga sem sal

1 xícara de açúcar mascavo claro

4 colheres de sopa de xarope de milho

1 ovo grande

1 gema

Sal

Você vai precisar de mais alguns equipamentos para esta receita

EQUIPAMENTO ESPECIAL

Base redonda para bolo de 35 cm

6 a 8 minivelas a bateria

6 rolos de papelão com 5 cm de diâmetro (como os de papel-toalha ou de papel de embrulho)

Saco de confeitar pequeno de papel ou plástico

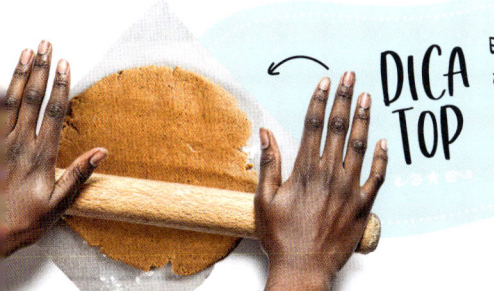

DICA TOP

Espere a massa ficar bem fria para abri-la. Isso vai facilitar o corte e a manutenção do formato. Se a massa amolecer enquanto você trabalha, volte a refrigerá-la até que fique firme.

DOCES

DICA TOP

O chocolate derretido vai se solidificar aos poucos no saco de confeiteiro. Se necessário, coloque o conteúdo no micro-ondas por alguns segundos para que volte a derreter.

6 Asse todos os pedaços de biscoito de gengibre, 2 assadeiras por vez, por 15-18 minutos, até dourar. Deixe esfriar nas assadeiras por 5 minutos. Depois, retire cuidadosamente os tubos com papel-alumínio das peças arredondadas.

7 Pincele a base do biscoito com um pouco de água. Abra 225 g de pasta americana cinza até ficar bem fina em uma superfície polvilhada com açúcar de confeiteiro. Transfira para a base do bolo. Estenda a pasta americana até as bordas para que a base seja toda coberta. Apare os excessos.

8 Derreta metade do chocolate e transfira para um saquinho de confeitar descartável. (Reserve o restante para mais tarde.) Corte a ponta para fazer linhas bem finas. Deixe esfriar por alguns minutos.

9 Com cuidado, prenda os biscoitos da parte da frente do Salão Principal e de um dos lados longos usando o chocolate, até que fiquem bem firmes. (Talvez seja necessário mantê-los apoiados até o chocolate endurecer. Você pode usar latinhas de refrigerante ou outros potes pesados.) Prenda o outro lado longo e por último a parte de trás. Passe mais chocolate ao longo das bordas superiores e posicione as seções do telhado. Use o mesmo método para prender a Base da Torre e a Escola de Magia.

10 Junte em pares as seções curvas de biscoito de gengibre usando o chocolate derretido. Posicione o Salão Principal em uma borda do tabuleiro e a torre mais alta ao lado dele. Prenda o Arco ao lado da torre alta e depois a Base da Torre. Posicione as 4 torres de tamanho médio nos cantos do edifício da Base da Torre e depois a menor torre no topo da base. Posicione o edifício da Escola de Magia na parte de trás do tabuleiro. Quando estiver satisfeito com o posicionamento, cole todos os edifícios, exceto o Salão Principal e a Escola de Magia, à base de pasta americana com mais chocolate derretido.

Continua na próxima página.

FATO MÁGICO

O castelo de Hogwarts foi inspirado em duas das mais famosas universidades do Reino Unido: Oxford e Cambridge.

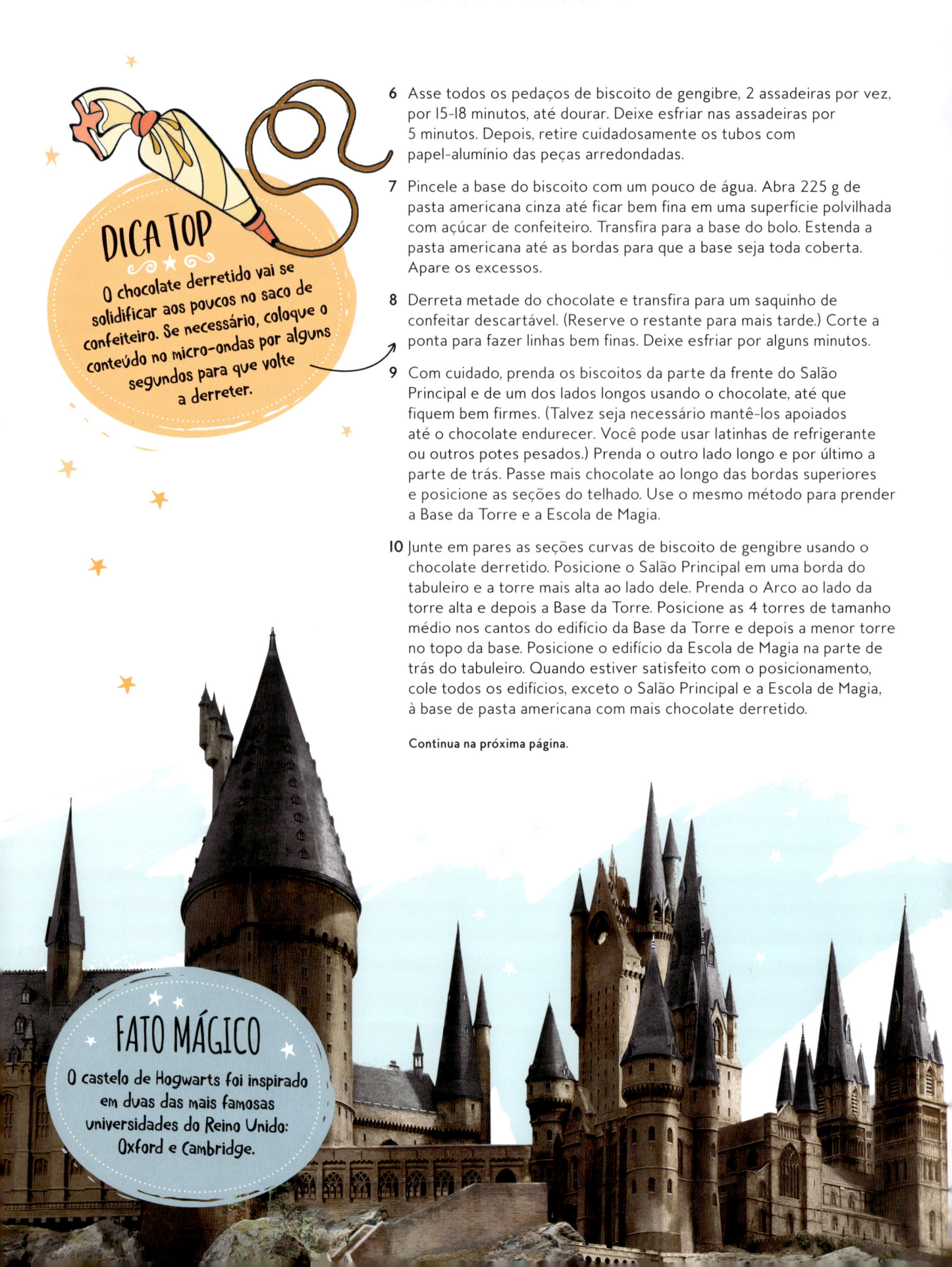

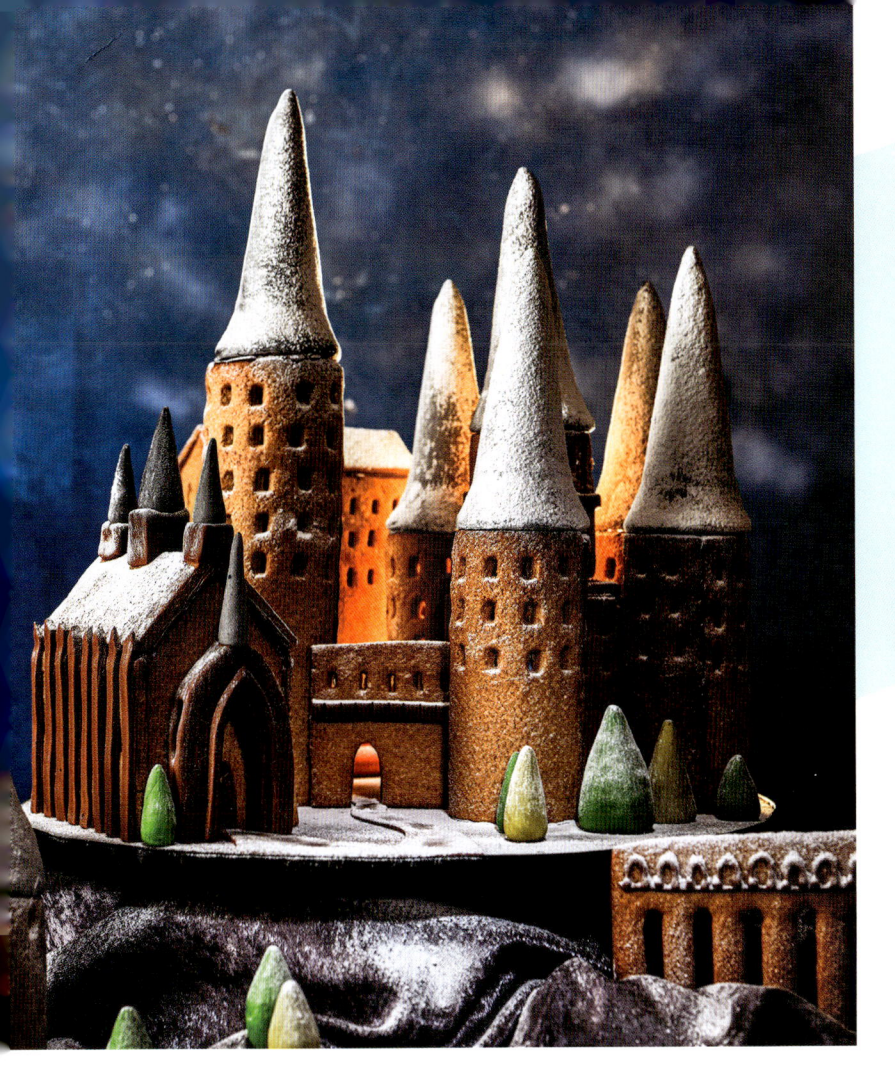

HOGWARTS FESTIVO

Se quiser, adicione mais decorações, como uma ponte feita com as aparas da massa, outra torre e árvores. Experimente polvilhar açúcar de confeiteiro por cima das torres para dar um efeito de neve.

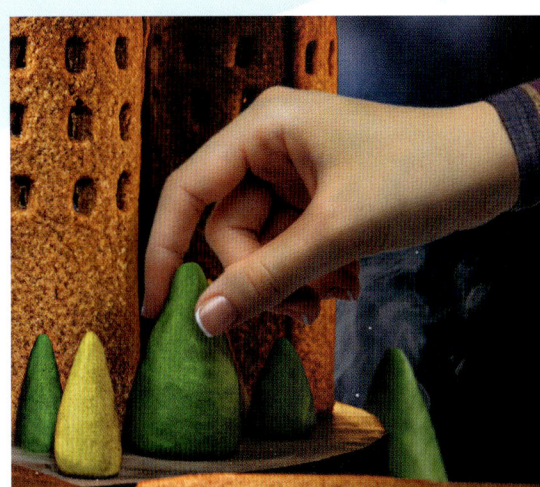

11. Abra a pasta americana marrom e corte pedaços de 20 x 8 cm, com 0,5 cm de espessura. Molde pontas em uma extremidade e prenda com chocolate derretido ao longo da parede longa externa do Salão Principal. Molde mais pasta americana marrom para criar bases para as torrinhas do telhado do Salão Principal, uma passagem diante do castelo e as decorações nas torres. Use o restante para moldar a fachada do Salão Principal. Prenda tudo com chocolate derretido.

12. Abra o restante de pasta americana cinza, pincele levemente com água e enrole em volta de uma casquinha de sorvete, alisando para aderir ao formato. Corte o excesso de pasta americana na base e posicione sobre uma das torres. Molde o restante do mesmo jeito. Use os enfeites para criar pequenas torres para o Salão Principal. Fixe com chocolate derretido aquelas que não terão as minivelas. Se quiser, borrife essas torres com spray de tinta preta comestível.

13. Use a pasta americana verde para modelar pequenas árvores. Espalhe-as ao redor da base. Polvilhe com cacau em pó o topo dos edifícios com telhado inclinado. Levante cuidadosamente dois deles e posicione-os à esquerda, fixando-os no lugar. Coloque luzes nas torres e na parte de trás do arco.

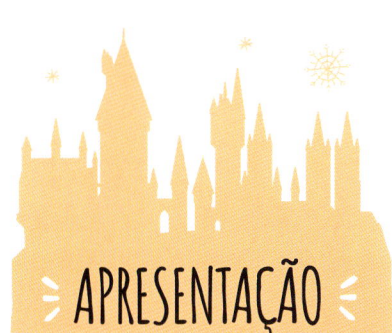

APRESENTAÇÃO

Para deixar seu castelo mais convincente e valorizá-lo, erga-o sobre uma base coberta com tecido. Use uma tigela grande e funda virada para baixo ou uma pilha de livros ou revistas. Cubra uma base de bolo redonda de 35 cm com tecido drapeado ou papel amassado. Posicione o castelo de gengibre e prenda uma fita preta ao redor das bordas da base prateada.

DOCES

BOLO DE ANIVERSÁRIO DE HARRY

🍽️ **12 PORÇÕES**   🕐 **1H15 MAIS TEMPO DE RESFRIAMENTO**   🔥 **25 MINUTOS**

Torne o grande dia de alguém ainda mais especial. Este bolo é uma réplica exata daquele presenteado por Hagrid a Harry em seu 11º aniversário em *Harry Potter e a Pedra Filosofal* (de preferência não tão amassado). É o presente perfeito para aspirantes a bruxos e bruxas em toda parte. Tente não arrombar nenhuma porta ao entregá-lo!

V | **VG**

PARA O BOLO

Margarina sem lactose, para untar
3 xícaras/375 g de farinha de trigo
1 ½ xícara/300 g de açúcar refinado
6 colheres de sopa de cacau em pó
2 colheres de chá de bicarbonato de sódio
1 colher de sopa de vinagre de vinho branco
1 colher de sopa de extrato de baunilha
1 xícara/250 ml de leite vegetal
100 g de chocolate vegano picado

PARA DECORAR

1 beterraba fresca pequena
100 g de manteiga de coco, picada
½ xícara/120 ml de leite vegetal
2 colheres de chá de extrato de baunilha
4 ⅓ xícaras/550 g de açúcar de confeiteiro
1 colher de sopa de cacau em pó
Corante alimentício vegano verde

EQUIPAMENTO ESPECIAL

Saco de confeitar de papel ou plástico
2 formas de fundo removível de 20 cm de diâmetro

1. Preaqueça o forno a 190º C. Unte duas formas de fundo removível de 20 cm de diâmetro e forre as bases com papel-manteiga. Numa tigela grande, misture a farinha, o açúcar, o cacau em pó e o bicarbonato de sódio. Adicione o vinagre, a baunilha e o leite e bata até ficar homogêneo, cremoso e um pouco mais claro. Acrescente o chocolate e misture. Divida entre as formas e nivele as superfícies.

2. Asse por 25 minutos, até ficar firme ao toque. Desenforme e transfira os bolos para uma grade até esfriarem.

3. Rale a beterraba fininha em uma tigela. Despeje sobre uma camada dupla de papel-toalha. Junte as bordas do papel fazendo uma trouxinha. Segure o embrulho em cima de uma tigela e esprema com firmeza para remover o máximo de suco possível.

4. Coloque a manteiga de coco e o leite em uma panela pequena e aqueça em fogo baixo até a manteiga derreter. Transfira para uma tigela grande e adicione a baunilha e o açúcar. Bata bem para fazer uma cobertura espessa e lisa com uma consistência firme. Se estiver espessa demais, adicione um pouco mais de leite; se estiver fina demais, adicione açúcar de confeiteiro.

5. Separe um terço generoso da mistura para uma tigela separada e misture o cacau em pó. Espalhe entre as camadas de bolo, como recheio. Transfira 2 colheres de sopa da cobertura para uma tigela pequena e misture um pouco de corante alimentício verde. Coloque em um saquinho de confeitar de plástico ou papel.

6. Misture 1 colher de chá do suco de beterraba na cobertura restante. Adicione aos poucos, gota a gota, até que a cobertura fique de um rosa intenso. Espalhe a cobertura sobre o topo e as laterais do bolo, usando uma espátula, com cuidado. Corte a ponta do saco de confeitar para que a cobertura possa ser aplicada em uma linha fina. Use para escrever "FELIZ ANIVERSÁRIO" no topo do bolo. Guarde em um lugar fresco até a hora de servir.

DICA TOP — Este bolo pode ser preparado e decorado com um dia de antecedência. Coloque o seu nome e personalize a comemoração.

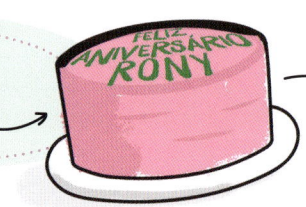

CUIDADO PARA NÃO SENTAR NO BOLO, COMO HAGRID!

DOCES

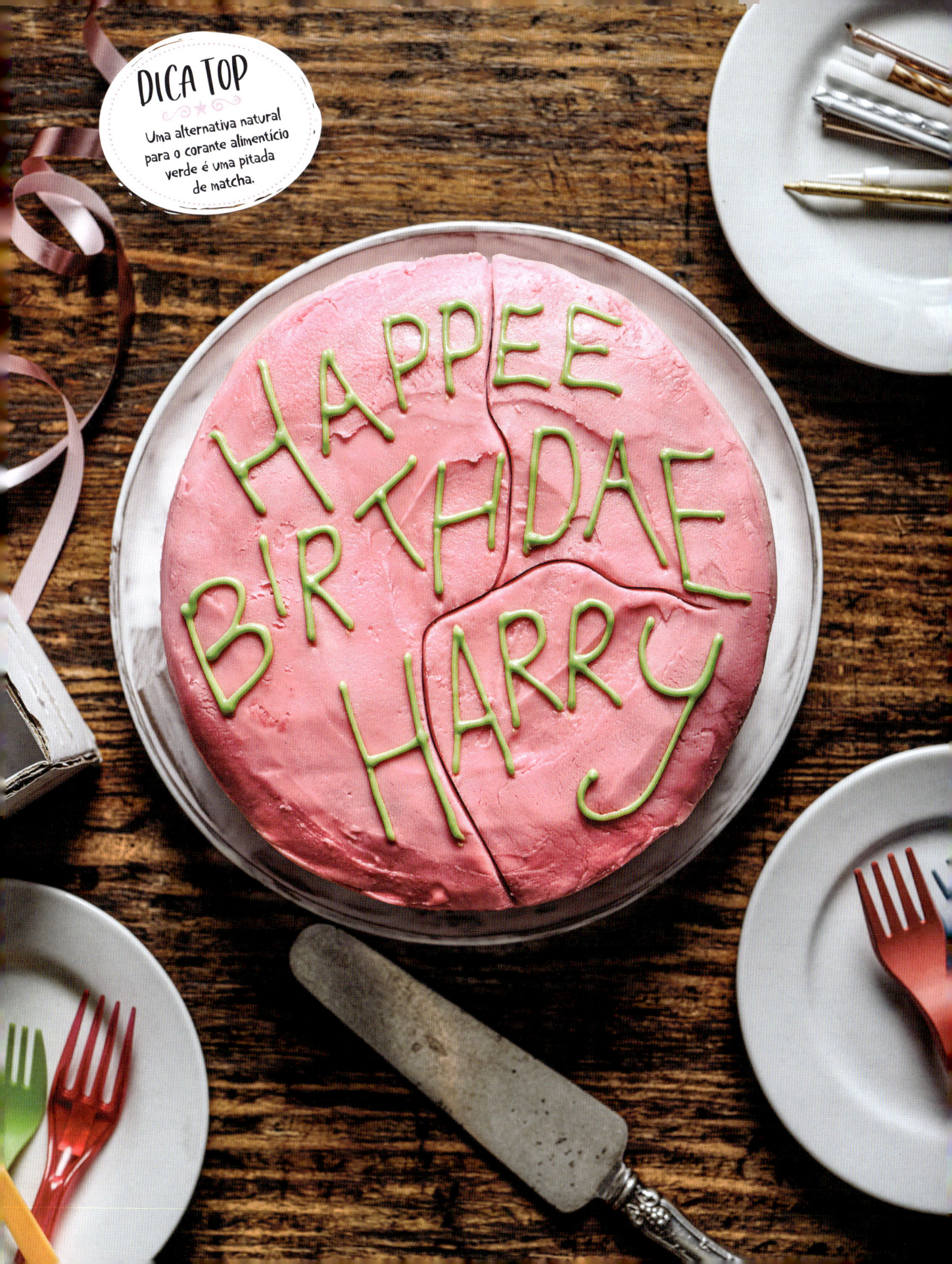

DICA TOP

Uma alternativa natural para o corante alimentício verde é uma pitada de matcha.

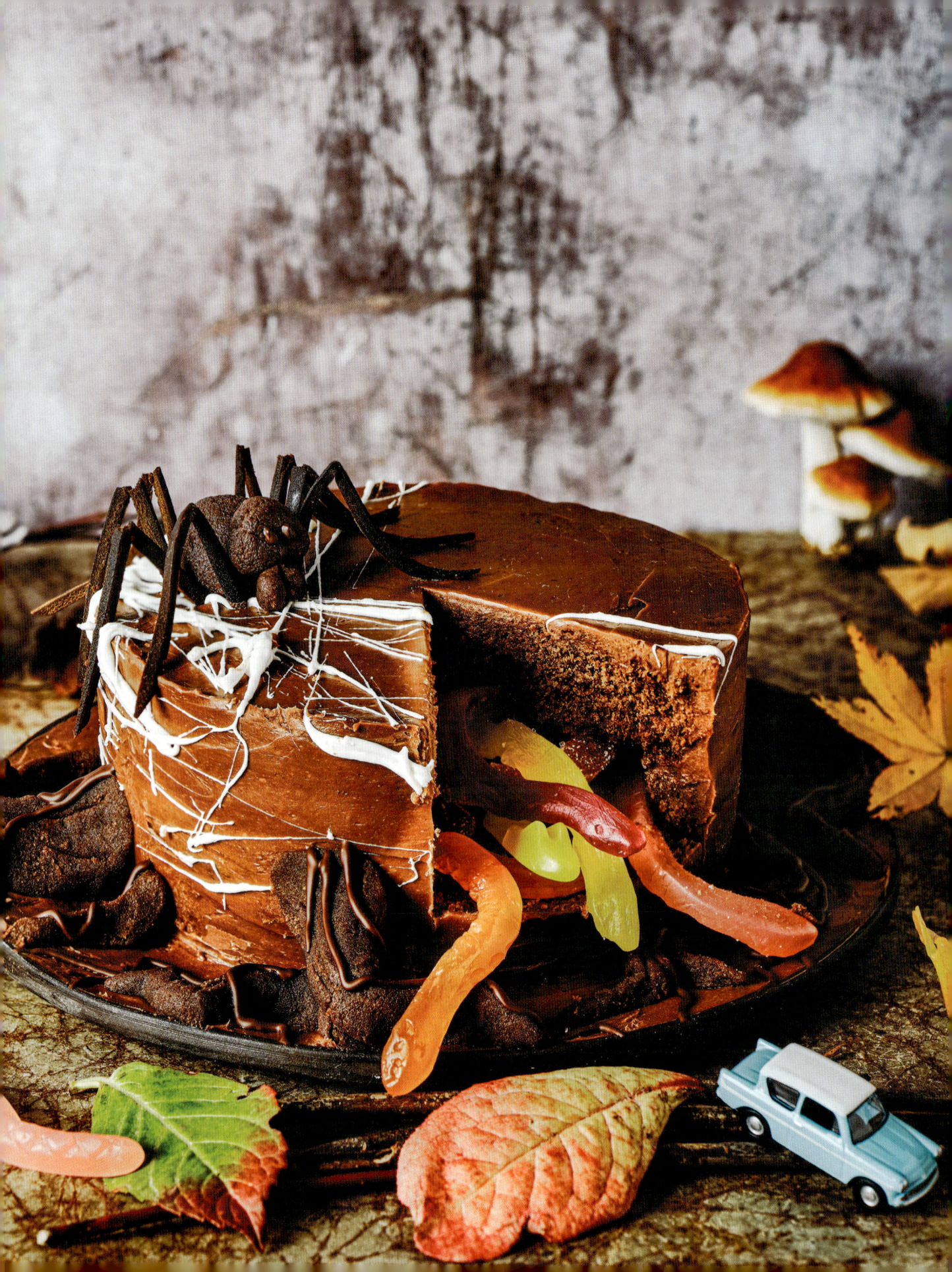

BOLO DA FLORESTA PROIBIDA

12 PORÇÕES · **2 HORAS MAIS TEMPO DE RESFRIAMENTO** · **25 MINUTOS**

Há bons motivos para que a Floresta Proibida de Hogwarts seja proibida aos alunos: é o lar de Aragogue, a acromântula, e seus muitos filhos famintos. Com o amigo gigante de oito patas e oito olhos de Hagrid empoleirado no topo, esta sobremesa achocolatada pode parecer um pouco assustadora, mas o sabor é irresistível. Nem Rony, com seu medo mortal de aranhas, recusaria uma segunda porção.

SG · **V**

1. Para fazer as camadas de pão de ló, preaqueça o forno a 180º C. Unte a base e as laterais das formas e forre as bases com papel-manteiga. Bata a manteiga e o açúcar em uma tigela grande até a mistura ficar clara e cremosa. Acrescente 1 ovo de cada vez, adicionando um pouco de farinha se a mistura começar a separar.

2. Misture o extrato de baunilha e peneire a farinha, o fermento e o cacau em pó. Junte tudo e depois misture delicadamente no leite.

3. Distribua a massa entre as formas, nivele a superfície e leve ao forno por 25 minutos, ou até que esteja firme ao toque. Transfira para uma grade para esfriar.

4. Para a cobertura, coloque as gotas de chocolate em uma tigela. Aqueça o creme de leite em uma panela até borbulhar nas bordas, mas não deixe pegar fervura completamente. Cubra as gotas de chocolate com o creme quente e mexa sem parar até que o chocolate derreta e a mistura fique homogênea. Depois de esfriar, leve à geladeira por pelo menos 2 horas até ficar firme o suficiente para espalhar, mas sem endurecer.

5. Para montar o bolo, corte o miolo de um dos pães de ló. Isso é mais fácil de fazer colocando um prato ou tigela de 15 cm sobre o bolo e cortando ao redor com uma faca afiada, certificando-se de manter a faca completamente na vertical. Levante o miolo com cuidado e reserve.

6. Coloque uma das camadas de pão de ló em uma tábua ou prato de servir que seja pelo menos 10 cm mais largo que o bolo. Espalhe um pouco de cobertura nas bordas. Com cuidado, posicione por cima a camada de bolo sem o miolo. Enfie as balas de goma na cavidade até formar uma camada uniforme. Espalhe um pouco mais de cobertura na borda do bolo e posicione a camada superior.

7. Esfarele o miolo de pão de ló reservado em uma tigela. Adicione 4 colheres de sopa da cobertura, até fazer os farelos se unirem. Espalhe o restante da cobertura sobre o topo e as laterais do bolo e ao redor das bordas da tábua ou do prato de servir com uma espátula.

Continua na próxima página.

PARA O PÃO DE LÓ

275 g de manteiga sem sal, em temperatura ambiente, mais um pouco para untar

1⅓ xícara/300 g de açúcar mascavo

5 ovos grandes batidos

1 colher de sopa de extrato de baunilha

2 xícaras/250 g de farinha de trigo sem glúten

2 colheres de chá de fermento em pó

¼ de xícara/30 g de cacau em pó

4 colheres de sopa de leite

COBERTURA DE CHOCOLATE

2 xícaras/300 g de gotas de chocolate ao leite

1⅓ xícara/300 ml de creme de leite

PARA FINALIZAR

2 xícaras/250 g de balas de goma em formato de minhoca, vermes, cobras ou insetos

⅔ de xícara/60 g de marshmallows brancos sem glúten

1 palito de alcaçuz macio

¼ de xícara/40 g de gotas de chocolate amargo

EQUIPAMENTO ESPECIAL

Saco de confeitar de papel ou plástico

3 formas redondas rasas de 18 cm de diâmetro

DOCES

DICA TOP

Para derreter o chocolate, ponha as gotas numa tigela refratária e coloque-a sobre uma panela com água fervente. Uma alternativa é usar o micro-ondas em potência média por períodos curtos, mexendo constantemente até derreter de forma homogênea.

APRESENTAÇÃO

Os marshmallows fazem teias de aranha ótimas! Se a mistura começar a endurecer antes que você termine a decoração, aqueça-a novamente, em fogo bem baixo, para que não queime. Depois de usar a panela, deixe-a de molho em água gelada para facilitar a limpeza.

8 Coloque os marshmallows em uma panela pequena e aqueça em fogo baixo, mexendo de vez em quando, até derreter. Deixe repousar por alguns minutos até esfriar o suficiente para manusear com os dedos. Pegue um pouco da mistura e separe-a até formar tiras bem finas. Aplique sobre um dos lados do bolo para criar um efeito de teia de aranha. Repita várias vezes.

9 Para a aranha, enrole farelos de bolo até ficar do tamanho de uma noz e posicione sobre a teia, depois faça o mesmo com um pedaço menor para formar a cabeça. Corte o alcaçuz até ficar com 9 cm. Corte 8 tiras finas no sentido do comprimento para as pernas. Aperte uma tira com firmeza entre o indicador e o polegar, mais ou menos a um terço do comprimento, para moldar uma pata dobrada. Prenda ao corpo da aranha e faça o mesmo para as outras patas.

10 Com os farelos de bolo restantes, molde rolinhos semelhantes a raízes de árvore, afinando cada uma até formar uma ponta em uma extremidade. Prenda as pontas mais grossas nas laterais do bolo e arrume as pontas afiladas ao redor da base.

11 Derreta o chocolate e coloque em um saco de confeitar de papel ou plástico. Corte uma pontinha para que o chocolate possa ser aplicado em uma linha fina. Use para desenhar os vários olhos da aranha e mais raízes de árvores ao redor das laterais do bolo.

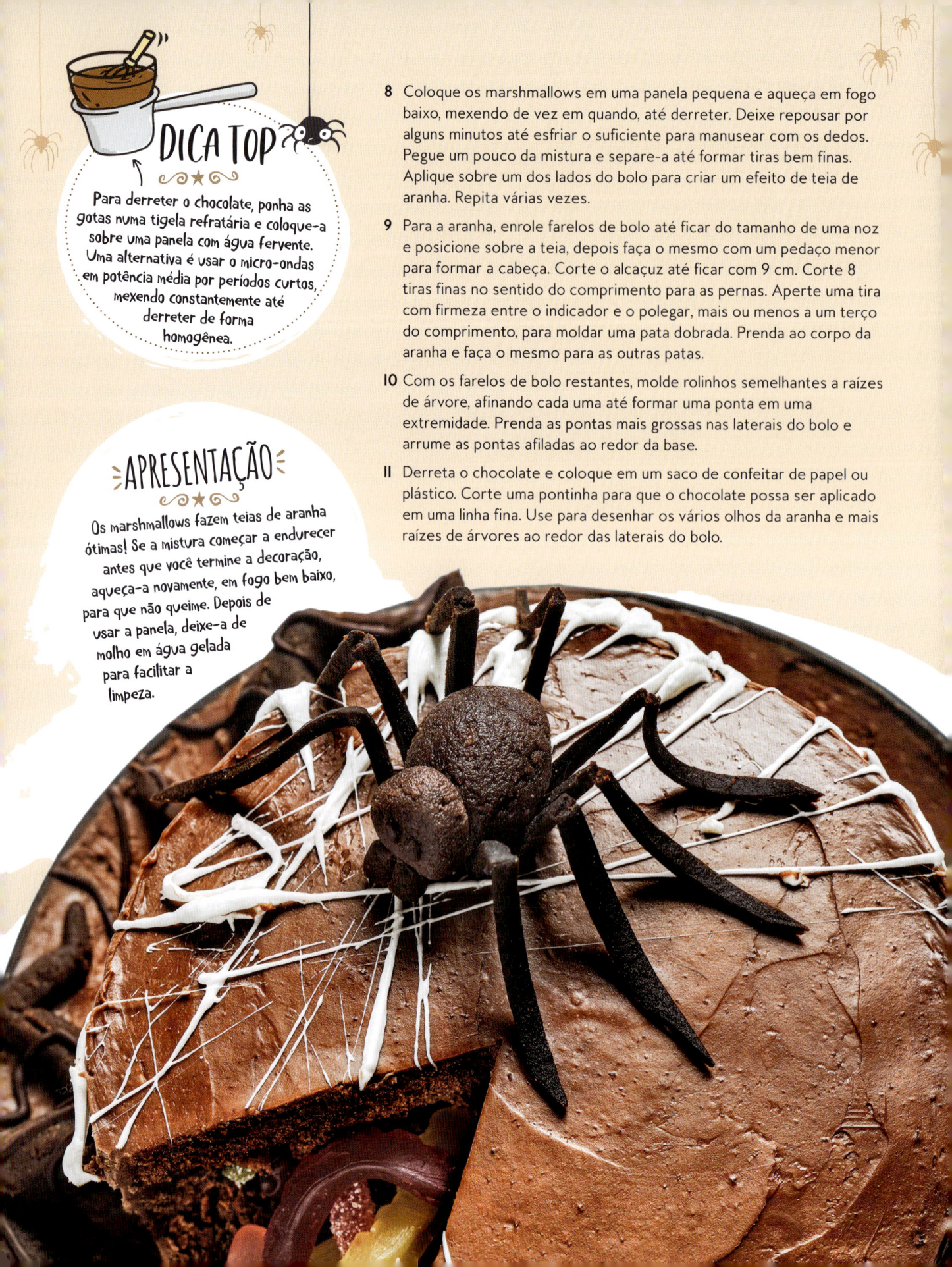

FATO MÁGICO

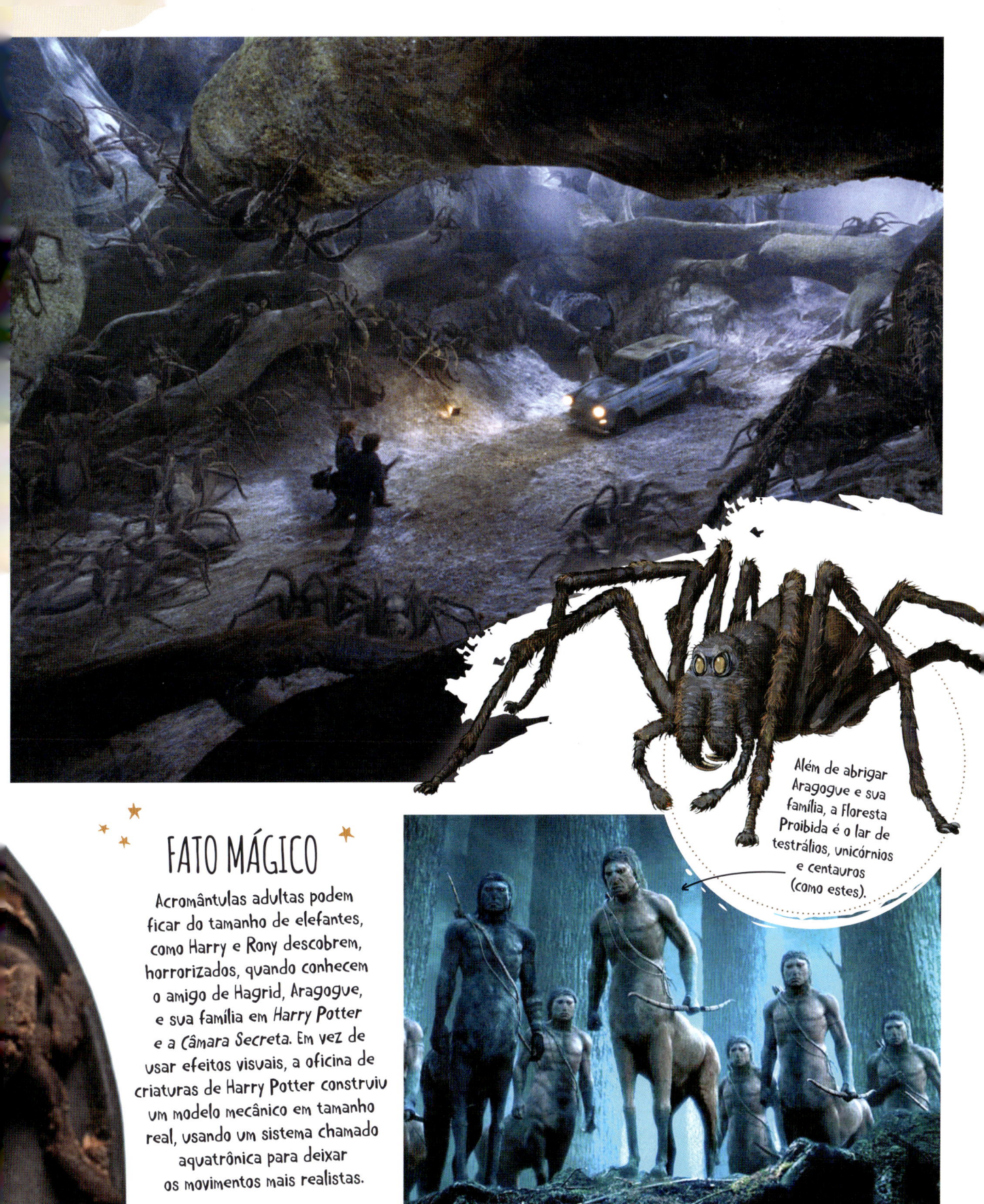

Acromântulas adultas podem ficar do tamanho de elefantes, como Harry e Rony descobrem, horrorizados, quando conhecem o amigo de Hagrid, Aragogue, e sua família em *Harry Potter e a Câmara Secreta*. Em vez de usar efeitos visuais, a oficina de criaturas de Harry Potter construiu um modelo mecânico em tamanho real, usando um sistema chamado aquatrônica para deixar os movimentos mais realistas.

Além de abrigar Aragogue e sua família, a Floresta Proibida é o lar de testrálios, unicórnios e centauros (como estes).

DOCES

BOLO DE DELÍCIAS DA DEDOSDEMEL

16 UNIDADES · **1 HORA MAIS TEMPO DE DESCANSO DA MASSA E RESFRIAMENTO** · **12 MINUTOS**

Há muitos lugares que adoraríamos visitar no mundo bruxo, mas a loja de doces Dedosdemel, em Hogsmeade, está no topo da lista. É um verdadeiro sonho: lar de todos os tipos de doces imagináveis, dos sapos de chocolate aos feijõezinhos de todos os sabores. A loja inspira este incrível bolo de donuts coberto de guloseimas. (Deixamos de fora aquelas com sabor de cera de ouvido, pode deixar!)

PARA OS DONUTS

- 4 xícaras/500 g de farinha para pão tradicional
- ½ tablete/55 g de manteiga sem sal, gelada e em cubos
- 2 colheres de chá de fermento biológico
- 1 colher de chá de sal
- ⅓ de xícara/70 g de açúcar refinado
- 2 colheres de chá de extrato de baunilha
- 1 xícara/250 ml de leite morno, mais 1 colher de sopa

PARA FINALIZAR

- ⅓ de xícara/110 g de geleia de morango ou framboesa
- 4 colheres de sopa de açúcar de confeiteiro
- ½ colher de chá de canela em pó
- ⅔ de xícara/135 g de açúcar refinado
- Confeitos variados, como: feijões mágicos, acidinhas, sapos de chocolate, gotas de limão
- Granulados de açúcar cor-de-rosa
- Glitter ou estrelas douradas e prateadas comestíveis

EQUIPAMENTO ESPECIAL

Bico de confeitar simples de 0,5 cm
Saco de confeitar pequeno de papel ou plástico

1. Para fazer os donuts, coloque a farinha e a manteiga em uma tigela e incorpore com as pontas dos dedos. Adicione o fermento, o sal, o açúcar, o extrato de baunilha e todo o leite e misture até obter uma massa macia, mas não pegajosa, adicionando um pouco mais de leite se ela ainda estiver seca e quebradiça.

2. Vire a massa em uma superfície enfarinhada e sove por 10 minutos, até ficar lisa e elástica. Transfira para uma tigela levemente untada com óleo, cubra com papel-filme e deixe crescer em local aquecido até que dobre de tamanho, cerca de 1h30.

3. Forre 2 assadeiras com papel-manteiga. Pressione a massa para desinflá-la e vire em uma superfície enfarinhada. Corte em 16 fatias do mesmo tamanho e molde cada uma em uma bola. Posicione nas assadeiras, bem separadas, cubra com papel-filme untado com um pouco de óleo e deixe em local aquecido até dobrar de tamanho, cerca de 1h15. Preaqueça o forno a 190º C.

4. Asse os donuts por 12 minutos, ou até que cresçam e fiquem dourados. Enquanto assam, coloque a geleia em um saco de confeitar equipado com um bico simples de 0,5 cm. Em uma tigela, misture o açúcar de confeiteiro com 2 colheres de sopa de água para fazer uma cobertura fina. Misture a canela e o açúcar em um prato.

5. Faça um furinho na lateral de cada donut e, por ele, recheie com um pouco de geleia. Pincele os donuts com a cobertura de açúcar e passe no açúcar com canela. Empilhe em uma bandeja ou prato de bolo.

6. Para servir, espalhe os confeitos ao redor da base e entre os donuts. Polvilhe com granulado cor-de-rosa, estrelas e glitter.

FATO MÁGICO

O professor Dumbledore tem pouquíssima sorte no que diz respeito aos feijõezinhos de todos os sabores. Quando era criança, ele comeu um com sabor vômito e, em *Harry Potter e a Pedra Filosofal*, escolhe um pensando ser caramelo, mas que é, na verdade, cera de ouvido. Eca!

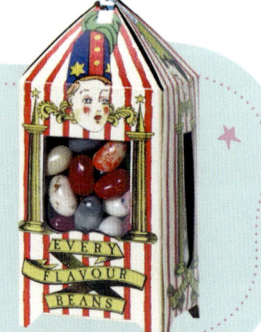

DOCES

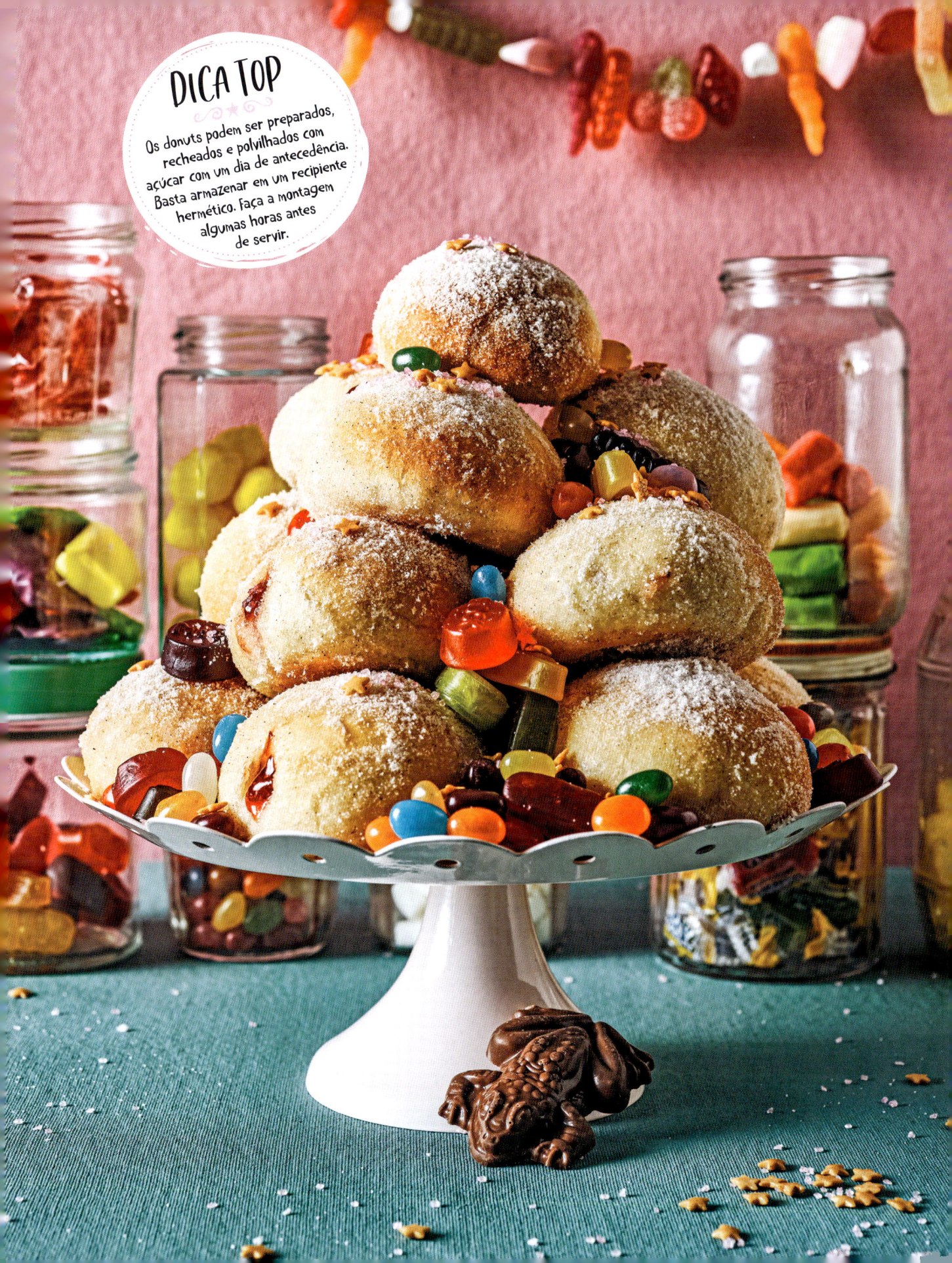

DICA TOP

Os donuts podem ser preparados, recheados e polvilhados com açúcar com um dia de antecedência. Basta armazenar em um recipiente hermético. Faça a montagem algumas horas antes de servir.

CALDEIRÕES DE BROWNIE

6 UNIDADES | **1H-1H30 MAIS TEMPO DE RESFRIAMENTO** | **20 MINUTOS**

Caldeirões são usados no mundo mágico para preparar inúmeras poções, da *Felix Felicis* (também conhecida como Sorte Líquida) à Poção Polissuco. Eles estão na lista de materiais exigidos para alunos do primeiro ano de Hogwarts, e esta receita deliciosa permite que você faça a própria versão com brownies, para você e para os seus amigos.

V | **VG**

PARA OS BROWNIES

- 5 colheres de sopa de óleo vegetal, mais para untar
- 1 xícara/200 g de chocolate vegano meio amargo ou ao leite picado
- 1 ¼ xícara/155 g de farinha de trigo
- 3 colheres de sopa de cacau em pó
- ¾ de xícara/170 g de açúcar mascavo
- ¾ de xícara/125 g de nozes picadas
- 1 xícara/250 ml de leite vegetal
- Creme de chocolate vegano

PARA DECORAR

- ¼ de xícara/50 g de cream cheese sem lactose
- 1 xícara/125 g de açúcar de confeiteiro
- Corante alimentício natural verde, preto e roxo
- 50 g de pasta americana marrom
- 3 colheres de sopa de açúcar cristal

EQUIPAMENTO ESPECIAL

- Formas esféricas para assar de 7 cm
- Espátula de confeitaria

Hermione prepara a complicada Poção Polissuco durante seu segundo ano em Hogwarts.

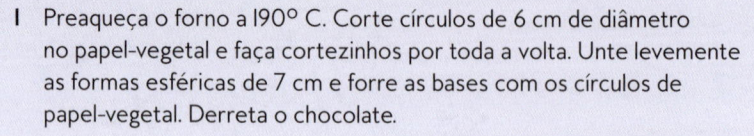

1. Preaqueça o forno a 190° C. Corte círculos de 6 cm de diâmetro no papel-vegetal e faça cortezinhos por toda a volta. Unte levemente as formas esféricas de 7 cm e forre as bases com os círculos de papel-vegetal. Derreta o chocolate.

2. Em uma tigela, junte a farinha, o cacau em pó, o açúcar mascavo e as nozes. Misture o leite e o óleo e adicione ao chocolate derretido. Mexa até misturar bem e depois distribua pelas forminhas. Coloque-as em uma assadeira e leve ao forno por 20 minutos, até que os brownies estejam firmes ao toque. Deixe esfriar nas formas.

3. Passe uma faca pela lateral das formas para soltar os brownies. Solte cuidadosamente os brownies com uma faca e desenforme. Corte as pontas arredondadas para fazer bases retas e una as metades em pares com um pouco da pasta de chocolate para formar os caldeirões. Corte uma fatia fina do topo de cada uma.

4. Usando uma espátula pequena, espalhe uma fina camada de creme de chocolate nas laterais dos caldeirões, espalhando o mais uniformemente possível.

5. Para decorar, misture em uma tigela o cream cheese sem lactose e o açúcar de confeiteiro até obter uma mistura homogênea e cremosa. Separe um terço e bata com um pouco de corante alimentício roxo. No restante, bata com um pouco de corante alimentício verde.

6. Pegue seis pedacinhos de pasta americana marrom e enrole com as mãos até formar uma minhoquinha de 13 cm. Posicione ao redor do topo dos bolos para formar uma borda, pressionando levemente para manter no lugar.

7. Sirva um pouco da cobertura verde em cada caldeirão e espalhe até as bordas com as costas de uma colher de chá. Sirva um pouco de cobertura roxa por cima.

8. Em uma tigela pequena, misture o açúcar cristal com um pouco de corante alimentício roxo, usando as costas de uma colher de chá. Polvilhe por cima dos caldeirões e ao redor das bases.

DOCES

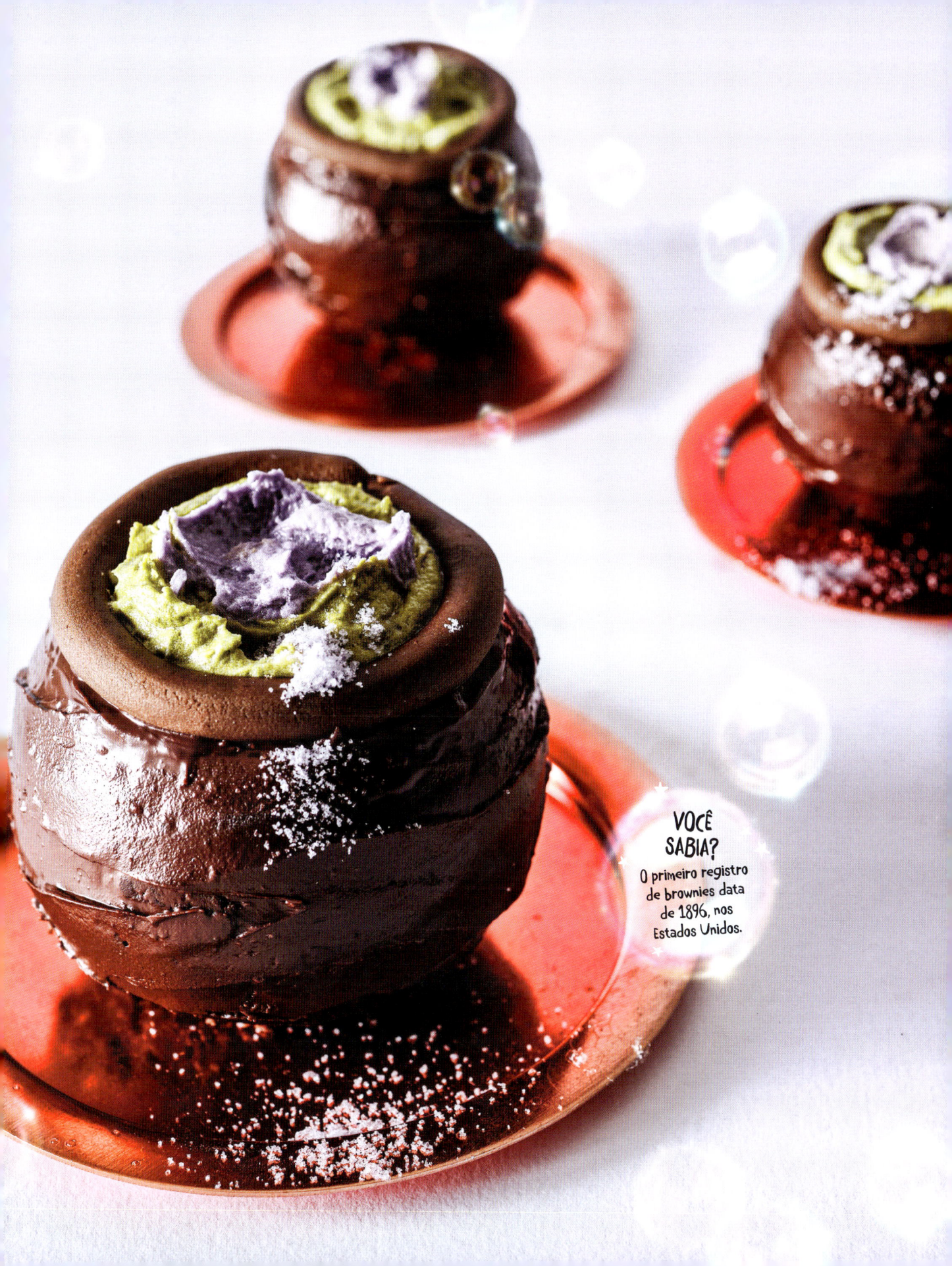

VOCÊ SABIA?
O primeiro registro de brownies data de 1896, nos Estados Unidos.

BOLOS DE PEDRA DA CABANA DE HAGRID

12 UNIDADES • **10 MINUTOS** • **15 MINUTOS**

Mais macios e esfarelentos do que a versão de Hagrid (conhecida por custar alguns dentes a quem ouse aceitar um), estes bolos de pedra cheios de frutinhas são capazes de melhorar o dia de qualquer um, especialmente se você se imaginar na cabana de Hagrid, comendo ao lado de uma lareira crepitante e com Canino cochilando por perto. Vai muito bem com uma boa xícara de chá ou um copo de leite gelado.

- 1 ¾ xícara/220 g de farinha de trigo
- 2 colheres de chá de fermento em pó
- 1 colher de chá de especiarias em pó para torta de abóbora (canela, gengibre, cravo e noz-moscada)
- 1 tablete/110 g de manteiga sem sal, gelada e em cubos
- Raspas de 1 limão
- ¾ de xícara/135 g de frutas secas mistas
- ½ xícara/100 g de açúcar
- 1 ovo grande
- 2 colheres de sopa de leite
- 6-8 cubos de açúcar
- Sal

1. Preaqueça o forno a 200º C. Forre uma assadeira grande com papel-manteiga. Em uma tigela, junte a farinha, o fermento em pó, as especiarias e a manteiga e, com as pontas dos dedos, misture até que pareça areia molhada.

2. Misture as raspas de limão, as frutas secas, o açúcar e o sal. Bata o ovo com o leite em uma tigela pequena e adicione aos ingredientes secos. Misture bem até obter uma massa firme.

3. Usando uma colher, disponha na assadeira 12 porções da massa, deixando um espaço entre elas. Não precisa ficar perfeito, elas podem ser irregulares! Coloque os cubos de açúcar em um saquinho e passe o rolo de massa para quebrá-los um pouco. Espalhe por cima dos bolos e leve ao forno por 15 minutos, até que cresçam e fiquem dourados. Transfira para uma grade para esfriar.

FATO MÁGICO

Duas versões da cabana de Hagrid foram construídas para os filmes. Havia uma versão gigante, para fazer Harry, Rony e Hermione parecerem menores, e uma de tamanho normal para fazer Hagrid parecer maior.

> "Louco e cabeludo? Estariam falando de mim?"
> — RÚBEO HAGRID
> *Harry Potter e a Câmara Secreta*

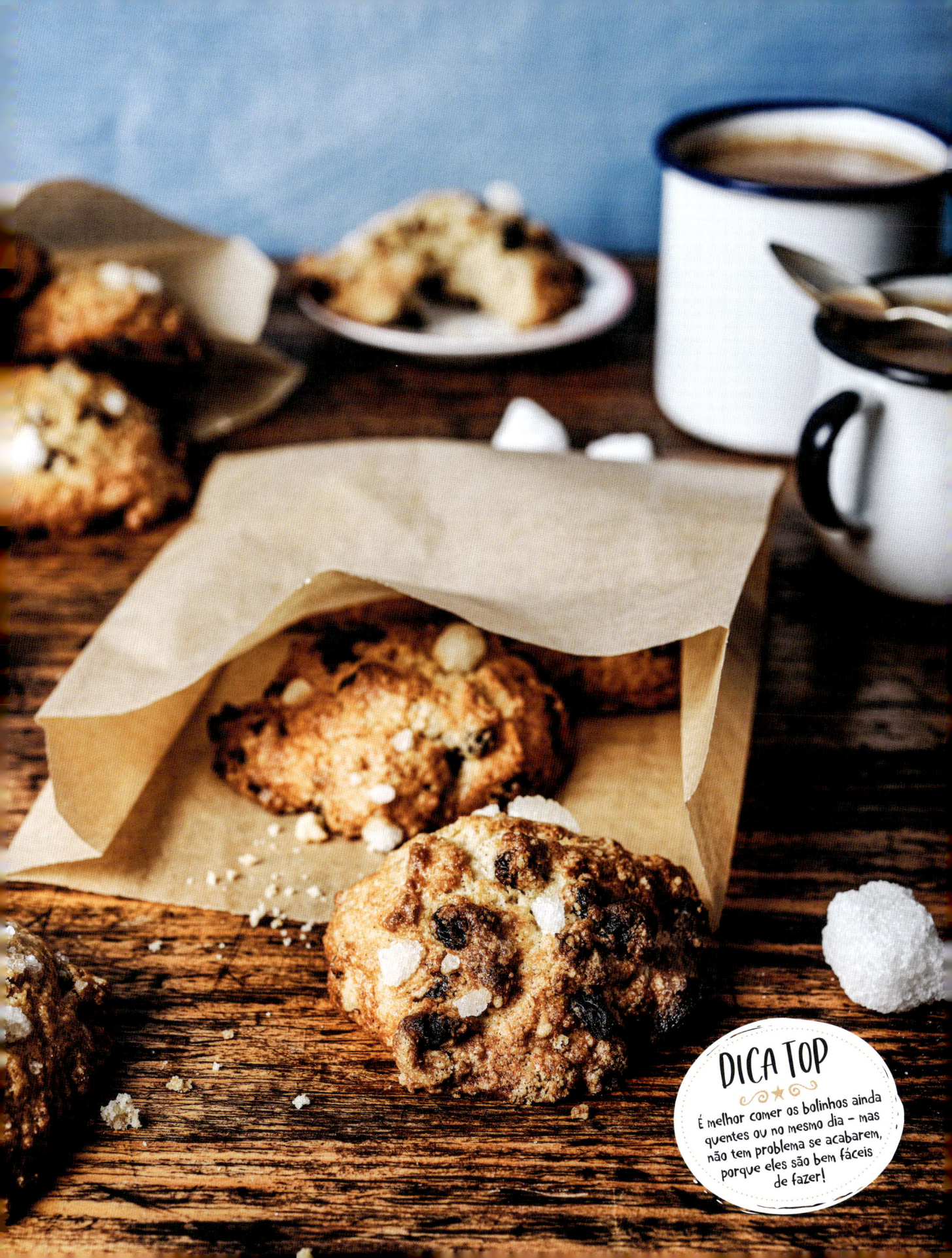

DICA TOP

É melhor comer os bolinhos ainda quentes ou no mesmo dia – mas não tem problema se acabarem, porque eles são bem fáceis de fazer!

Cupcakes do Chapéu Seletor

8 UNIDADES · **1H-1H30** · **40 MINUTOS**

Você é corajoso e verdadeiro como um grifinório? Ou sagaz e ambicioso como um sonserino? Talvez seja espirituoso e inteligente como um corvino? Ou leal e trabalhador como um lufano? Estes deliciosos cupcakes do Chapéu Seletor ajudarão você a decidir de uma vez por todas qual é sua casa em Hogwarts. E, se não conseguir se decidir, sempre dá para comer mais um!

PARA OS COOKIES

- ¾ de xícara/95 g de farinha de trigo
- 1 tablete/110 g de manteiga sem sal, gelada e em cubos
- 3 colheres de sopa de cacau em pó
- ⅓ de xícara/40 g de açúcar de confeiteiro
- 1 gema
- Sal

PARA O PÃO DE LÓ

- ¾ de tablete/85 g de manteiga em temperatura ambiente
- ⅓ de xícara/70 g de açúcar cristal
- ⅔ de xícara/85 g de farinha de trigo
- ¾ de colher de chá de fermento em pó
- 1 ovo grande
- 1 gema
- Corantes naturais vermelho, azul, verde e amarelo

PARA DECORAR

- ⅔ de xícara/100 g de gotas de chocolate
- ½ tablete/55 g de manteiga, em temperatura ambiente
- 1 xícara/225 g de cream cheese
- ¾ de xícara/95 g de açúcar de confeiteiro
- 2 colheres de sopa de cacau em pó
- 3 colheres de sopa de creme de chocolate ou de caramelo

EQUIPAMENTO ESPECIAL

- Cortador de biscoitos 7,5 cm
- Cortador de biscoitos de 4 cm
- Bico de confeitar de 0,5 cm
- Saco de confeitar grande
- Forma de pão 16,5 x 7,5 cm
- Espátula de confeiteiro

1. Preaqueça o forno a 180° C. Forre uma assadeira com papel-manteiga. Em uma tigela, misture a farinha, o sal e a manteiga com as pontas dos dedos. Adicione o cacau em pó, o açúcar e a gema e bata até obter uma massa firme. Vire sobre uma tábua levemente enfarinhada e molde em um tronco grosso, entre 10 e 12 cm de comprimento.

2. Corte em 8 fatias de tamanho semelhante. Posicione um cortador de biscoitos de 7,5 cm na assadeira. Pegue uma fatia da massa e achate dentro do cortador. Retire o cortador e molde o restante dos cookies da mesma maneira. Asse por 15 minutos e deixe esfriar na assadeira.

3. Para o pão de ló, unte uma forma de pão e forre com papel-manteiga. Junte a manteiga, o açúcar, a farinha, o fermento, o ovo e a gema em uma tigela e bata até ficar homogêneo e cremoso.

4. Divida a mistura em 4 partes e separe cada parte em uma tigela ou pote diferente. Bata cada porção com um corante alimentício diferente. Espalhe as quatro cores em linhas dentro da forma, mantendo a largura de cada linha uniforme. Nivele e leve ao forno por 25 minutos, ou até ficar firme ao toque. Transfira para uma grade para esfriar.

5. Para fazer a cobertura, derreta as gotas de chocolate e deixe esfriar. Em outra tigela, bata a manteiga até ficar em ponto de pomada. Acrescente o cream cheese, o açúcar e o chocolate em temperatura ambiente. Coloque em um saco de confeitar grande equipado com um bico de confeitar de 0,5 cm.

6. De cada uma das cores do bolo, corte dois círculos fundos usando o cortador de 4 cm. Apare as bordas superiores para deixar com um formato ligeiramente cônico. Fixe cada círculo em uma das bases de biscoito com um pingo de chocolate ou de creme de caramelo.

7. Use a cobertura de chocolate para cobrir os bolos, até fazer uma ponta no topo de cada uma. Use as costas de uma colher de chá ou uma espátula de confeiteiro para alisar a cobertura. Com a ponta do cabo da colher de chá, faça a boca e os olhos em cada chapéu.

DOCES

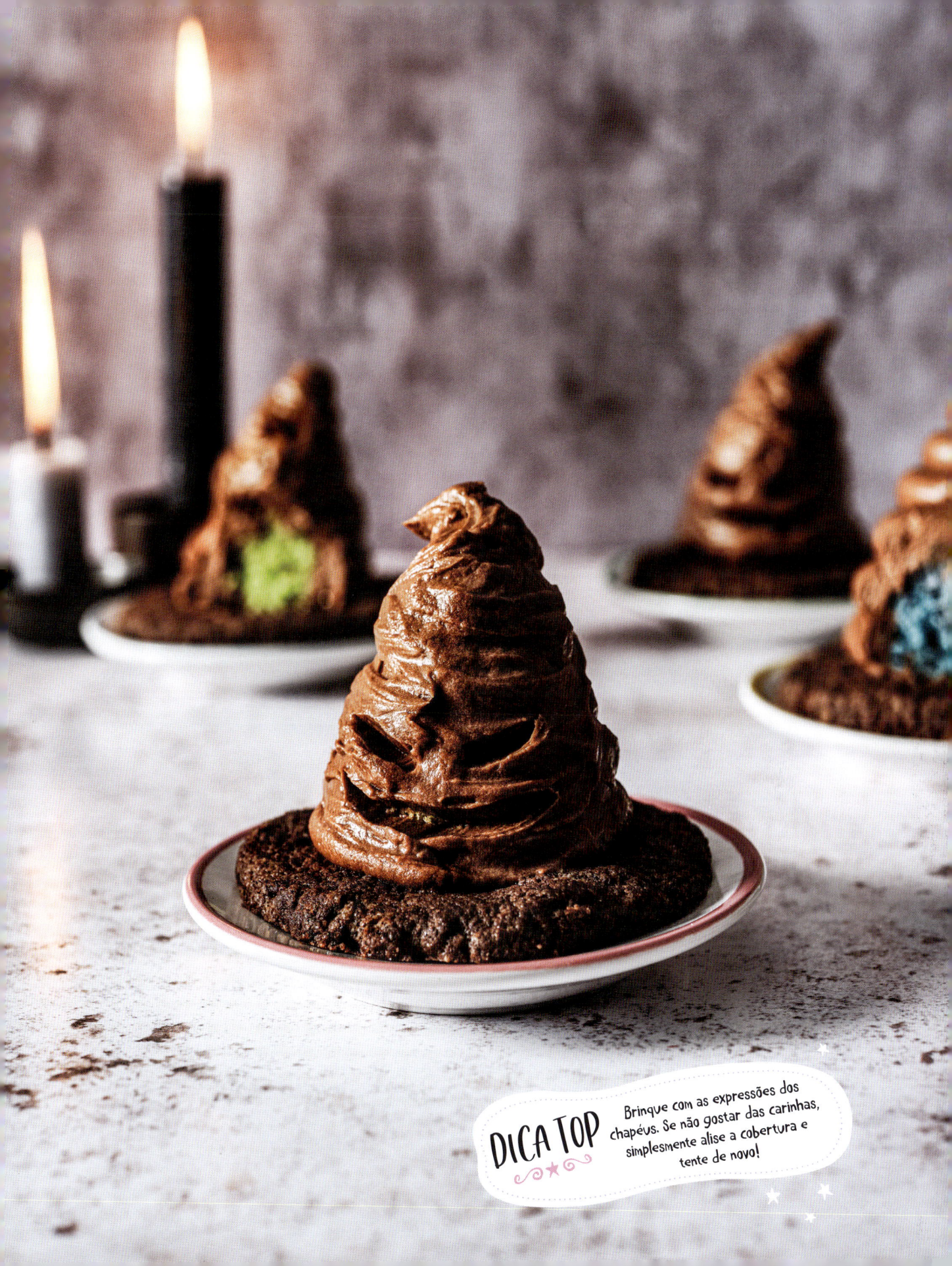

DICA TOP — Brinque com as expressões dos chapéus. Se não gostar das carinhas, simplesmente alise a cobertura e tente de novo!

CUPCAKES DE CENOURA DO ELFO DOMÉSTICO

9 UNIDADES | **1H30-2H MAIS TEMPO DE RESFRIAMENTO** | **20-25 MINUTOS**

A intromissão mágica de Dobby, o elfo doméstico, pode às vezes sair pela culatra (como quando Harry e Rony não conseguem acessar a plataforma 9¾ e acabam pegando o carro invisível do Sr. Weasley), mas suas intenções são sempre boas. Estes cupcakes de cenoura de dar água na boca celebram Dobby e seus companheiros elfos domésticos, e poderiam estar em um banquete de Hogwarts.

V | **SG**

PARA OS CUPCAKES

- 1 ½ xícara/220 g de farinha de trigo sem glúten
- 1 colher de chá de fermento em pó
- ½ colher de chá de goma xantana
- 1 colher de chá de especiarias para torta de abóbora (canela, cravo, gengibre e noz-moscada)
- ¾ de xícara/170 g de açúcar mascavo
- 2 cenouras médias raladas finas
- ⅓ de xícara/60 g de passas pretas ou brancas
- ⅔ de xícara/150 ml de óleo vegetal
- 2 ovos grandes, batidos

PARA DECORAR

- 1 tablete/110 g de manteiga sem sal, em temperatura ambiente
- 1 ¼ xícara/155 g de açúcar de confeiteiro
- Corante alimentício verde natural
- Pedaço grande de pasta americana bege
- Pedaço pequeno de pasta americana branca
- Pedaço pequeno de pasta americana marrom
- Bisnaga de cobertura decorativa marrom ou de chocolate

EQUIPAMENTO ESPECIAL

- Forma para cupcakes
- 9 forminhas de papel
- Espátula de confeiteiro

1. Preaqueça o forno a 180º C. Forre uma assadeira para cupcakes com forminhas de papel. Para os cupcakes, em uma tigela, misture a farinha, o fermento, a goma xantana, as especiarias, o açúcar, as cenouras e as passas. Bata o óleo e os ovos em outra tigela e adicione à mistura. Mexa até formar uma massa uniforme e distribua na assadeira.

2. Asse a massa por 20-25 minutos até ficar firme ao toque. Transfira para uma grade e deixe esfriar.

3. Para decorar, coloque a manteiga e o açúcar em uma tigela e bata até ficar homogêneo e cremoso. Misture um pouco de corante verde. Sirva um pouco em cada cupcake e espalhe até as bordas com uma espátula.

4. Para fazer o rosto de cada elfo, pegue um pequeno pedaço de pasta americana bege, do tamanho de uma noz, e achate até ficar com o formato parecido com uma pera. Marque uma boca fina na parte inferior e posicione no cupcake. Molde e posicione duas orelhas bem grandes e um nariz comprido e pontudo. Faça pequenas formas ovais com a pasta americana branca para fazer os olhos. Para as pálpebras, use tiras finas de pasta americana bege. Molde e posicione a parte superior do corpo adicionando a roupa em pasta americana marrom.

5. Marque as rugas no rosto com a ponta de uma faca afiada. Pinte os olhos com corante alimentício verde. Finalize com pontos de cobertura decorativa marrom ou de chocolate para as íris e o cabelo.

DICA TOP

Estes cupcakes de cenoura são bem rápidos e fáceis de assar, mas a decoração exige muita moldagem e ajustes. Divirta-se e solte a imaginação!

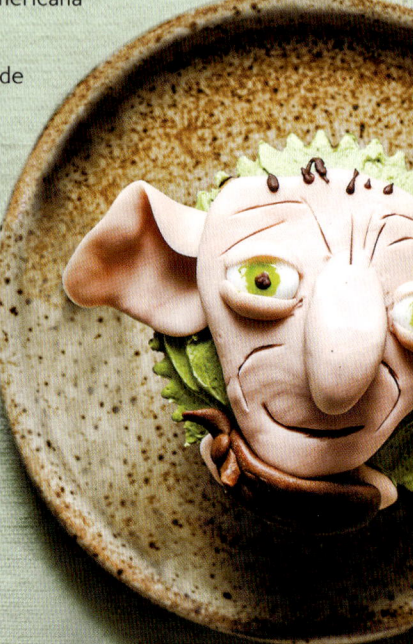

VOCÊ SABIA?

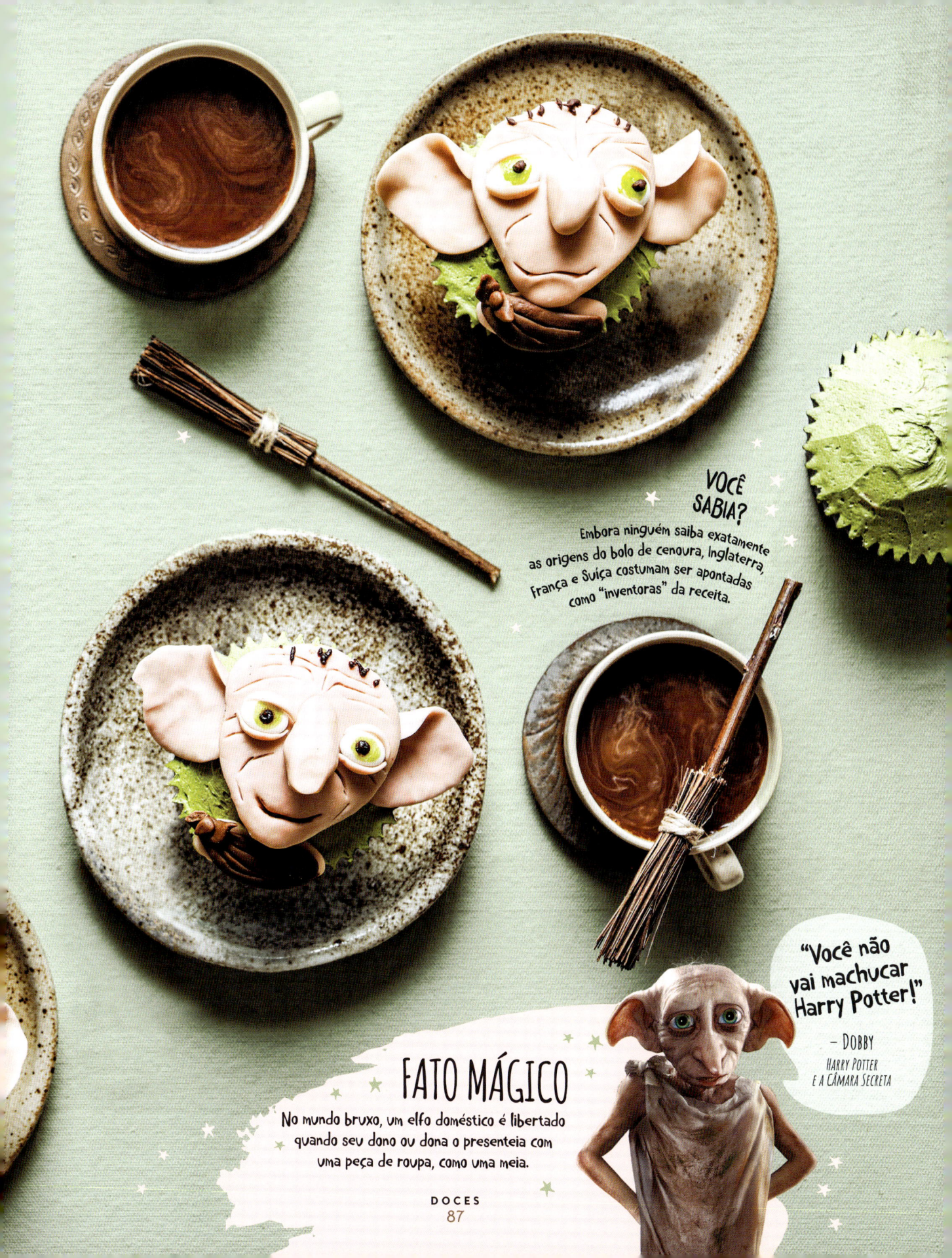

Embora ninguém saiba exatamente as origens do bolo de cenoura, Inglaterra, França e Suíça costumam ser apontadas como "inventoras" da receita.

FATO MÁGICO

No mundo bruxo, um elfo doméstico é libertado quando seu dono ou dona o presenteia com uma peça de roupa, como uma meia.

"Você não vai machucar Harry Potter!"

– DOBBY
HARRY POTTER E A CÂMARA SECRETA

DOCES
87

BOLO DA BOLSA DE CONTAS DE HERMIONE

12 A 14 PORÇÕES | **2 HORAS MAIS TEMPO DE RESFRIAMENTO** | **50 MINUTOS**

Apesar de ser pequena, a bolsa de contas de Hermione é capaz de guardar roupas, livros, suprimentos médicos e até mesmo uma barraca, graças a um Feitiço Indetectável de Extensão. Esta suntuosa réplica feita de bolo red velvet também está cheia de surpresas escondidas, o que você vai descobrir quando der sua primeira mordida (rapidamente seguida por uma segunda e uma terceira, com certeza).

V

PARA O BOLO RED VELVET

2 xícaras/250 g de farinha de trigo
1 colher de sopa de fermento em pó
1 colher de sopa de cacau em pó
2/3 de xícara/135 g de açúcar refinado
2 beterrabas cruas pequenas raladas grosseiramente
6 colheres de sopa de óleo vegetal
2 ovos grandes
1 gema
3/4 de xícara/175 ml de leitelho
1 colher de sopa de vinagre de vinho branco

PARA DECORAR

1/2 tablete/55 g de manteiga sem sal, em temperatura ambiente
2/3 de xícara/150 g de cream cheese
1 3/4 xícara/220 g de açúcar de confeiteiro
Corante alimentício roxo natural
100 g de pasta americana roxa
Balas mastigáveis de frutas vermelhas
3 jujubas vermelhas

EQUIPAMENTO ESPECIAL

2 tigelas refratárias para pudim com capacidade para 4 xícaras/1 litro
2 sacos de confeitar de papel ou plástico
Bico de confeitar simples de 0,5 cm
Espátula de confeiteiro

1. Preaqueça o forno a 160º C. Unte as tigelas refratárias e forre as bases com círculos de papel-manteiga. Em uma tigela, misture a farinha, o fermento, o cacau em pó e o açúcar. Num processador de alimentos ou liquidificador, junte a beterraba, o óleo, os ovos e a gema e bata até que se assemelhe a um purê. Adicione os ingredientes secos a esse purê, junto com o leitelho e o vinagre e misture até obter uma massa homogênea.

2. Divida entre as tigelas e espalhe uniformemente. Asse por 50 minutos, ou até crescer e ficar firme ao toque. Um palito fino inserido no centro dos bolos deve sair limpo. Deixe esfriar nas tigelas.

3. Para decorar, bata a manteiga até o ponto de pomada. Acrescente o cream cheese, sem parar de bater. Adicione o açúcar de confeiteiro e bata até ficar uniforme. Separe 3 colheres de sopa da mistura e junte o corante alimentício roxo ao restante. Se a cobertura parecer mole demais para espalhar, leve à geladeira por uma hora ou mais até firmar.

4. Corte a superfície abobadada dos bolos e use um pouco de cobertura roxa para empilhá-los. Coloque em um prato de servir. Usando uma espátula, espalhe uma camada fina de cobertura roxa por todo o bolo.

5. Coloque o restante da cobertura em um saco de confeitar equipado com um bico simples de 0,5 cm. Aplique uma linha ondulada de cobertura ao redor do topo do bolo. Aplique outras duas linhas de cobertura por cima e leve à geladeira enquanto molda as decorações.

6. Pegue um pouco da pasta americana roxa e enrole o mais fino que puder com as palmas das mãos. Enrole um segundo pedaço da mesma maneira e torça os dois pedaços juntos para parecer uma corda. Disponha a corda por cima da cobertura para decorar.

Continua na próxima página.

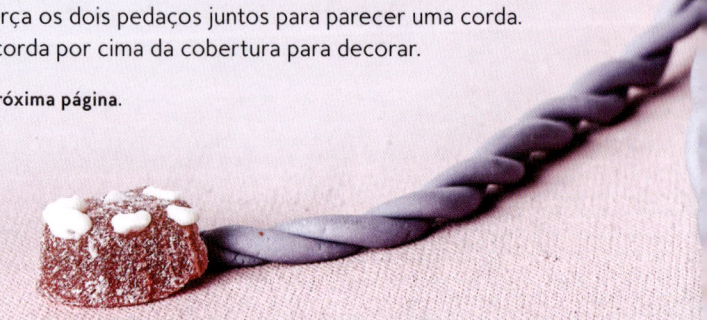

DOCES

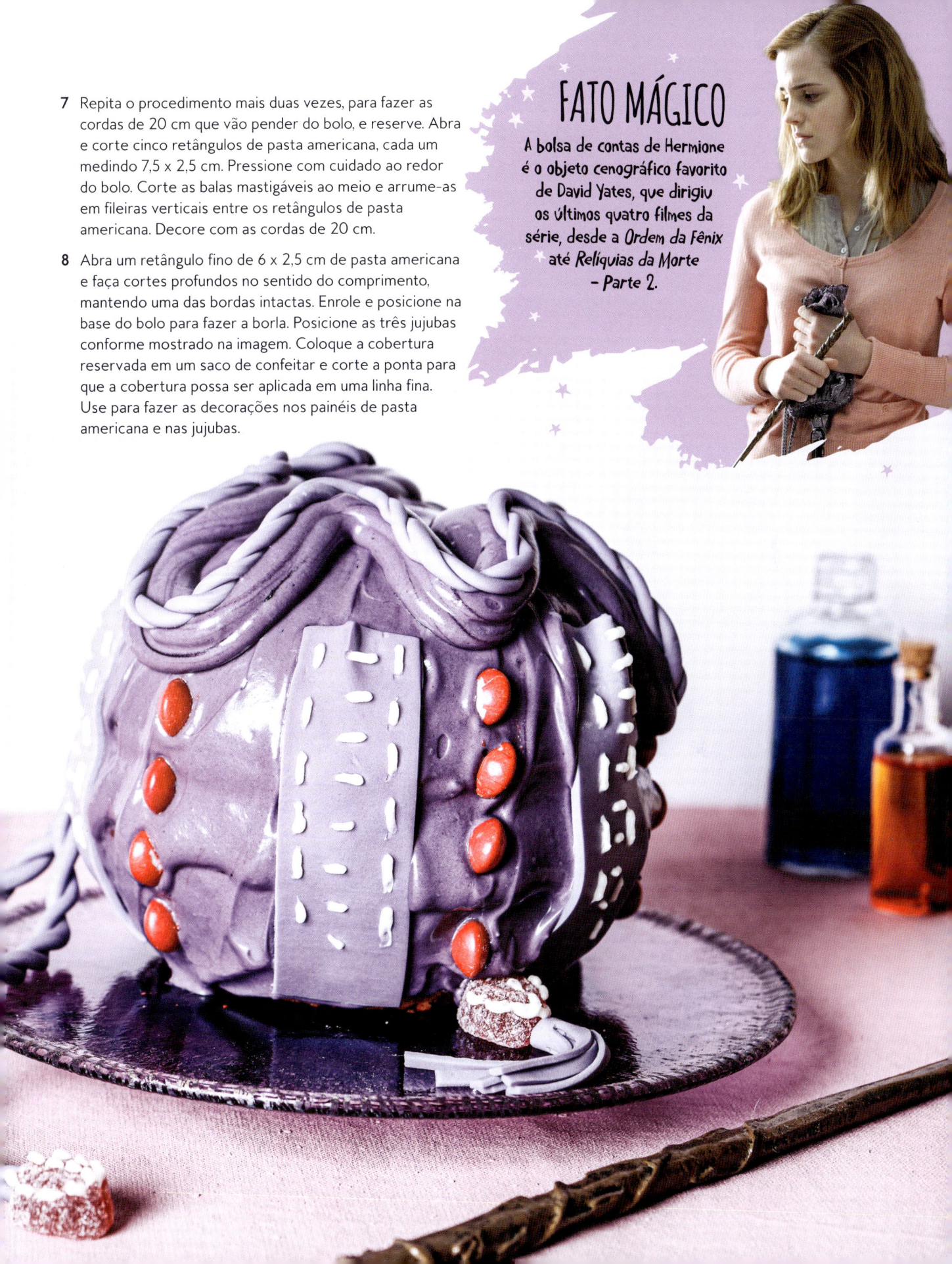

7. Repita o procedimento mais duas vezes, para fazer as cordas de 20 cm que vão pender do bolo, e reserve. Abra e corte cinco retângulos de pasta americana, cada um medindo 7,5 x 2,5 cm. Pressione com cuidado ao redor do bolo. Corte as balas mastigáveis ao meio e arrume-as em fileiras verticais entre os retângulos de pasta americana. Decore com as cordas de 20 cm.

8. Abra um retângulo fino de 6 x 2,5 cm de pasta americana e faça cortes profundos no sentido do comprimento, mantendo uma das bordas intactas. Enrole e posicione na base do bolo para fazer a borla. Posicione as três jujubas conforme mostrado na imagem. Coloque a cobertura reservada em um saco de confeitar e corte a ponta para que a cobertura possa ser aplicada em uma linha fina. Use para fazer as decorações nos painéis de pasta americana e nas jujubas.

FATO MÁGICO

A bolsa de contas de Hermione é o objeto cenográfico favorito de David Yates, que dirigiu os últimos quatro filmes da série, desde a *Ordem da Fênix* até *Relíquias da Morte – Parte 2*.

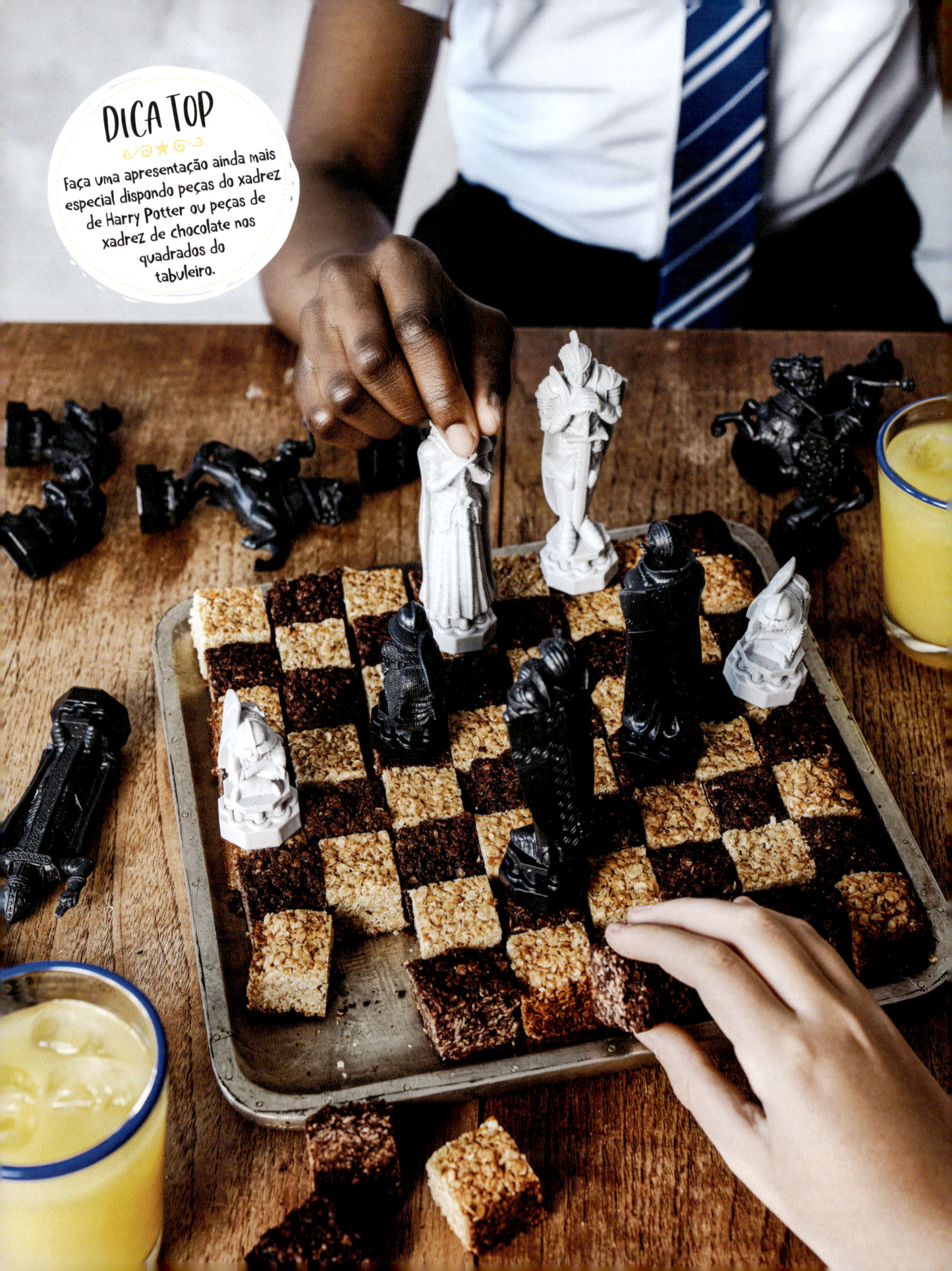

DICA TOP

Faça uma apresentação ainda mais especial dispondo peças do xadrez de Harry Potter ou peças de xadrez de chocolate nos quadrados do tabuleiro.

TABULEIRO DE XADREZ DE BRUXO

16 PORÇÕES · **40 MINUTOS MAIS TEMPO DE RESFRIAMENTO** · **40 MINUTOS**

"Cavalo na H3!" Esta receita engenhosa permite que você crie sua própria versão do xadrez de bruxo, que, como todos sabem, é muito mais legal do que o xadrez comum. (Para começar, as peças se movem sozinhas!) Você vai jogar da forma mais cautelosa como Percy Weasley ou arriscar tudo como Rony? Seja qual for a tática escolhida, todos saem ganhando, pois o sabor é divino!

V · **SG**

1. Preaqueça o forno a 190º C. Forre a base e as laterais da forma com papel-manteiga. Para fazer os quadrados claros, coloque a manteiga, o mel, o açúcar e as raspas de laranja em uma panela e aqueça em fogo baixo até a manteiga derreter.

2. Retire do fogo e misture a aveia. Despeje na forma, nivele a superfície e asse por 20 minutos ou até dourar. Mantenha na forma por 10 minutos e depois transfira para uma grade para esfriar.

3. Para fazer os quadrados escuros, forre a forma com papel-manteiga. Derreta a manteiga com o xarope de bordo e o açúcar. Misture a aveia e o cacau em pó e nivele a superfície. Asse por 20 minutos e deixe esfriar em uma grade.

4. Para montar, corte cuidadosamente cada um dos quadrados de aveia em 6 barras de tamanho uniforme e, em seguida, corte na direção oposta para obter 36 quadrados. Escolha uma travessa ou tábua plana e quadrada e monte alternando quadrados claros e escuros, como um tabuleiro de xadrez, com 8 quadrados de largura. (Você terá algumas sobras de cada sabor para garantir.) Cubra e mantenha em local fresco até a hora de servir.

VG Para uma versão vegana, use manteiga vegetal e xarope de bordo em vez de mel nos quadrados claros.

PARA OS QUADRADOS CLAROS

- 1 ½ tablete/165 g de manteiga sem sal
- ⅓ de xícara/75 ml de mel
- ½ xícara/100 g de açúcar
- Raspas finas de 1 laranja grande
- 2 ¾ xícaras/275 g de aveia sem glúten

PARA OS QUADRADOS ESCUROS

- 1 ½ tablete/165 g de manteiga sem sal
- ¼ de xícara/75 ml de xarope de bordo
- ½ xícara/100 g de açúcar
- 2 ½ xícaras/250 g de aveia sem glúten
- ⅓ de xícara/45 g de cacau em pó

EQUIPAMENTO ESPECIAL

Forma de bolo quadrada de 18 cm.

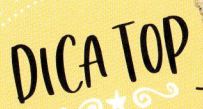

DICA TOP
É mais fácil cortar as barrinhas de aveia em quadrados perfeitos logo depois que esfriam.

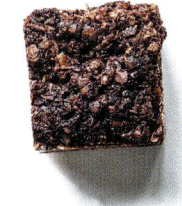

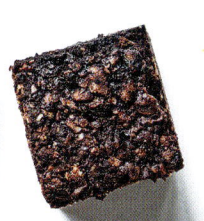

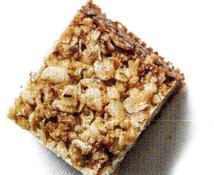

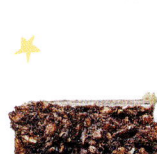

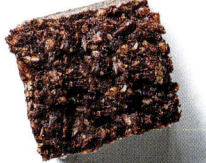

DOCES

MERENGUES DAS CASAS DE HOGWARTS

12 PORÇÕES · **40 MINUTOS MAIS TEMPO DE RESFRIAMENTO E REFRIGERAÇÃO** · **1 HORA**

Mirtilos para Corvinal, framboesas para Grifinória, kiwi para Sonserina e bananas para Lufa-Lufa. Estes merengues com saborosos recheios de fruta são uma forma maravilhosa de mostrar qual é a sua casa preferida!

V | **SG**

PARA OS MERENGUES

4 claras de ovos grandes
1 xícara/200 g de açúcar

PARA FINALIZAR

Corantes alimentícios vermelho, verde, amarelo e azul, em gel ou líquido (ver "Recheios")

1. Preaqueça o forno a 140° C. Forre as assadeiras com papel-manteiga.

2. Bata as claras em uma tigela limpa e seca até ficarem bem firmes. Adicione uma colher de sobremesa de açúcar e bata novamente por 15 segundos. Adicione outra colher de açúcar. Continue batendo a mistura e adicionando aos poucos o açúcar restante, até que o merengue fique espesso e brilhante.

3. Sirva colheradas cheias de merengue nas assadeiras, espaçando cada porção. Você deve ter quantidade suficiente para 12 bolinhas.

4. Para decorar os merengues com espirais de cor, adicione uma gota do corante alimentício escolhido a um merengue e misture com uma colher de chá para criar um padrão marmorizado. Repita com o restante. Asse por 1 hora até ficar crocante na superfície. Deixe esfriar na assadeira.

5. Faça sanduíches de merengue com o recheio escolhido e mantenha em local fresco até a hora de servir.

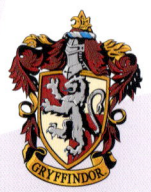

★ RECHEIOS ★

Escolha sua casa favorita e faça os merengues em uma única cor e sabor, ou misture-os e faça um pouco dos quatro.

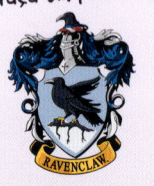

CORVINAL

Aqueça ⅔ de xícara/100 g de mirtilos em uma panela pequena com 2 colheres de chá de açúcar e 1 colher de chá de suco de limão até que as frutinhas estejam macias. Deixe esfriar e adicione ½ xícara/120 ml de creme de leite fresco e bata até que a mistura ganhe consistência, adicionando uma pitada de corante alimentício azul. Mantenha resfriado até a hora de decorar.

GRIFINÓRIA

Amasse ½ xícara/75 g de framboesas em uma tigela. Adicione ½ xícara/120 ml de creme de leite fresco e bata até que a mistura fique consistente, adicionando uma pitada de corante alimentício vermelho. Mantenha resfriado até a hora de decorar.

SONSERINA

Amasse ou bata no liquidificador 1 kiwi grande sem casca. Adicione ½ xícara/120 ml de creme de leite fresco e bata até que a mistura fique consistente, adicionando uma pitada de corante alimentício verde. Mantenha resfriado até a hora de decorar.

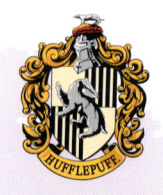

LUFA-LUFA

Amasse 1 banana em uma tigela com 2 colheres de chá de suco de limão. Adicione ½ xícara/120 ml de creme de leite e bata até que a mistura fique consistente, adicionando um toque de corante alimentício amarelo. Mantenha resfriado até a hora de decorar.

DOCES

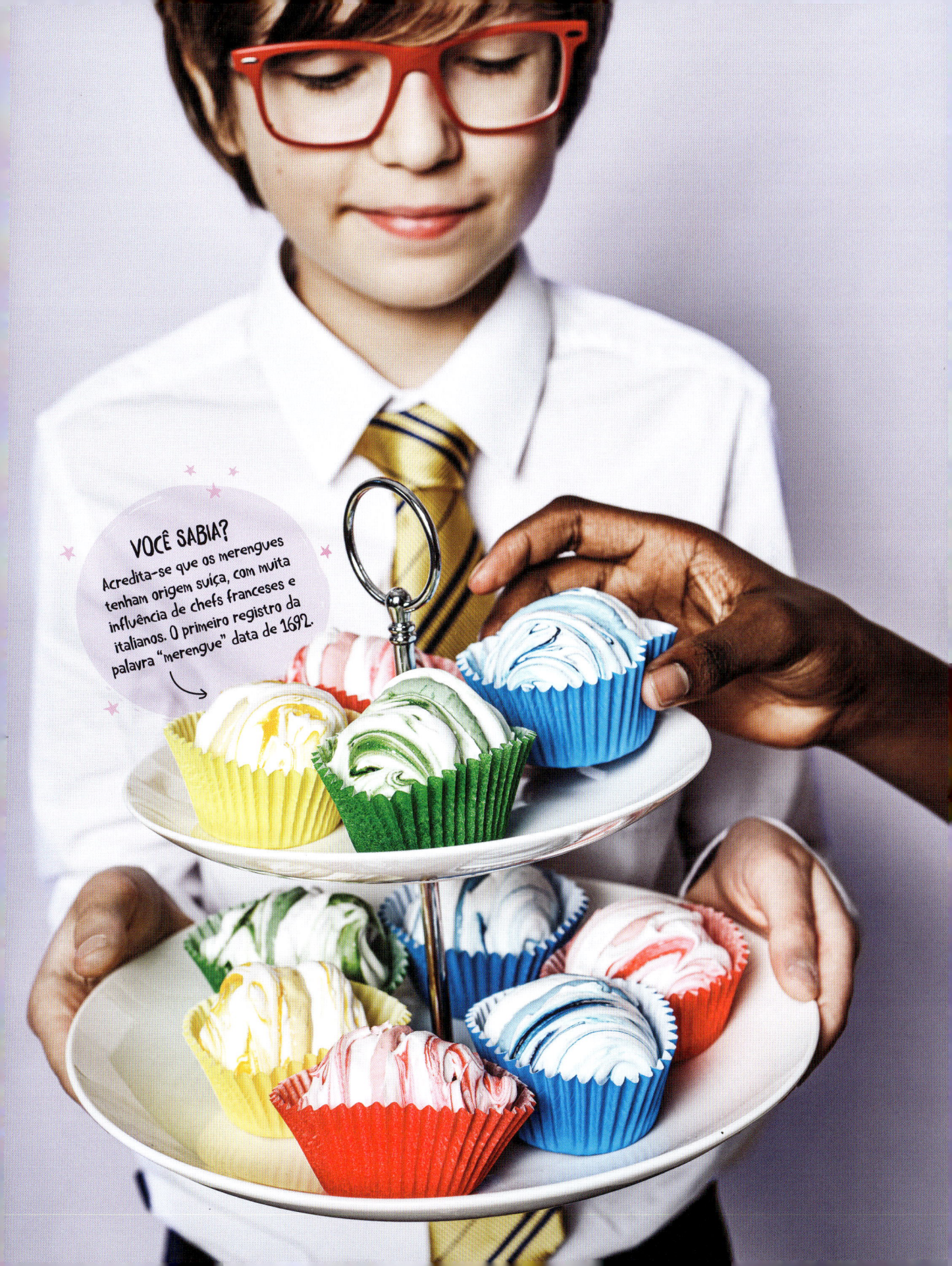

VOCÊ SABIA?
Acredita-se que os merengues tenham origem suíça, com muita influência de chefs franceses e italianos. O primeiro registro da palavra "merengue" data de 1692.

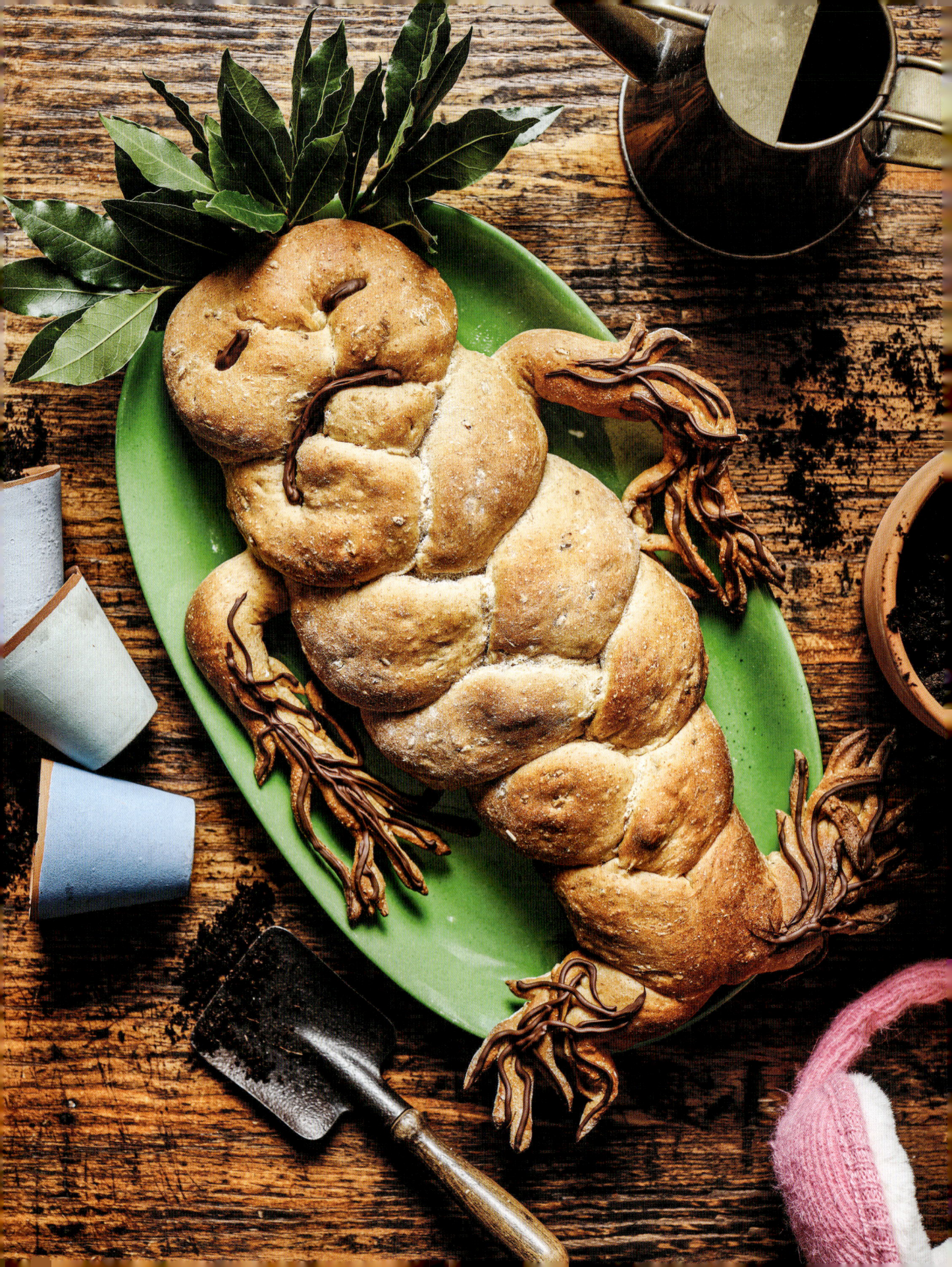

PÃO DOCE DE MANDRÁGORA

8 PORÇÕES · **1H30 MAIS TEMPO DE DESCANSO DA MASSA** · **30 MINUTOS**

Não é preciso usar protetores auriculares para preparar nossa versão da planta mágica gritadora de *Harry Potter e a Câmara Secreta*. Mas isso não quer dizer que você não vá ser "nocauteado" quando o prato estiver pronto. Molhadinho e com recheio de cereja, chocolate e nozes, é um doce perfeito para qualquer hora do dia.

1. Coloque as farinhas e o sal em uma tigela e incorpore a manteiga com as pontas dos dedos. Adicione o fermento, o açúcar, o ovo, a baunilha e o leite até formar uma massa, adicionando um pouco mais de leite se estiver seca e quebradiça.

2. Vire sobre uma superfície enfarinhada e sove por 10 minutos, até ficar lisa e elástica. Reserve em uma tigela levemente untada com óleo, cubra com papel-filme e deixe em local aquecido por 2 horas, ou até que a massa tenha dobrado de tamanho.

3. Forre uma assadeira grande com papel-manteiga. Em uma tigela, misture as cerejas, as gotas de chocolate ao leite e as nozes picadas.

4. Pressione a massa para desinflar e vire sobre uma superfície enfarinhada. Corte e reserve 1/6 da massa. Corte o restante em três pedaços de tamanho uniforme e abra cada um em uma tira longa e fina medindo 46 x 10 cm. Polvilhe a mistura de cerejas, chocolate e nozes ao longo do centro de cada tira. Cubra o recheio com as bordas das tiras e aperte com firmeza para criar tubos longos e finos.

5. Vire os pedaços para que as emendas fiquem para baixo. Pressione as pontas dos três pedaços com firmeza de um lado e depois faça uma trança. Amasse a trança moldada, deixando-a mais estreita nas pontas e um pouco mais larga no centro. Transfira para a assadeira e meça o comprimento. Deve estar com 30 cm.

6. Divida a massa reservada em quatro partes. Enrole dois pedaços sob as palmas das mãos até atingirem cerca 25 cm de comprimento. Faça cortes profundos em uma das extremidades de cada um com uma faca afiada para parecer raízes. Enfie por baixo das laterais da trança, fazendo os braços. Faça o mesmo com os pedaços restantes de massa, enrolando-os até atingirem 12,5 cm de comprimento e enfiando por baixo da extremidade inferior da trança.

Continua na página 97.

PARA A MASSA

- 2 ¼ xícaras/280 g de farinha de trigo integral
- 2 xícaras/250 g de farinha de trigo branca
- 1 colher de chá de sal
- ½ tablete/55 g de manteiga sem sal, gelada e em cubos
- 1 ½ colher de chá de fermento seco
- ¼ de xícara/50 g de açúcar refinado
- 1 ovo grande batido
- 1 colher de sopa de extrato de baunilha
- 1 xícara/250 ml de leite morno

PARA FINALIZAR

- ½ xícara/75 g de cerejas cristalizadas picadas
- ½ xícara/75 g de gotas de chocolate ao leite
- ½ xícara/60 g de nozes variadas picadas
- ¼ de xícara/40 g de gotas de chocolate ao leite
- Folhas de louro

EQUIPAMENTO ESPECIAL

Saco de confeitar pequeno de papel ou plástico

> "O grito da mandrágora é fatal para quem o ouve."
> — HERMIONE GRANGER
> *Harry Potter e a Câmara Secreta*

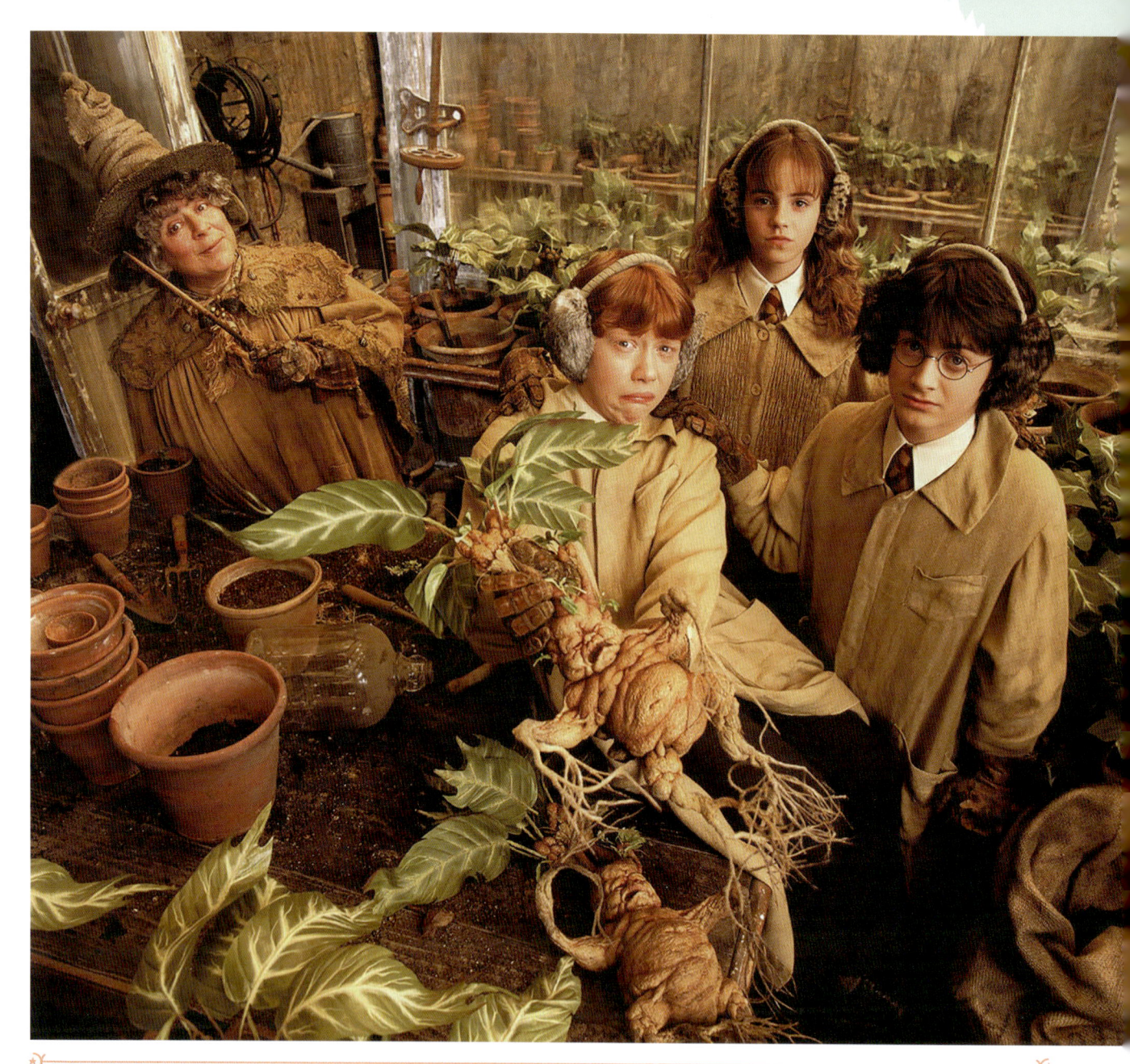

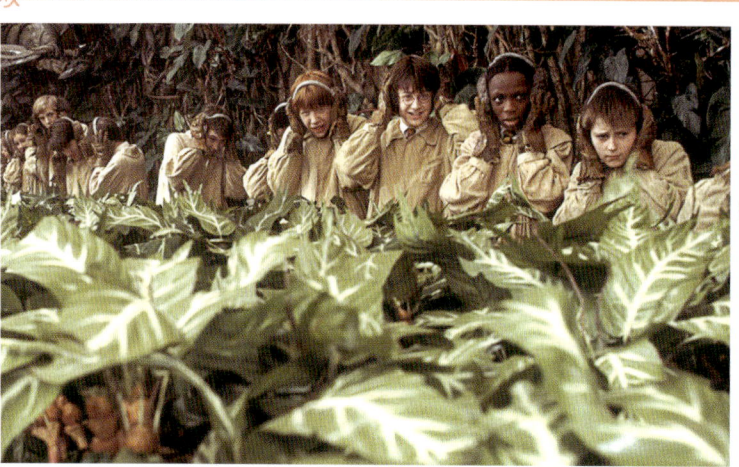

FATO MÁGICO

Embora o grito de uma mandrágora adulta possa matar, o grito de uma muda de mandrágora (como a da nossa receita) simplesmente deixa a pessoa inconsciente por algumas horas. Ufa, então tudo bem!

No mundo bruxo, a mandrágora é usada para devolver a seu estado original aqueles que foram petrificados. O que é bem útil quando há um basilisco à solta!

DOCES

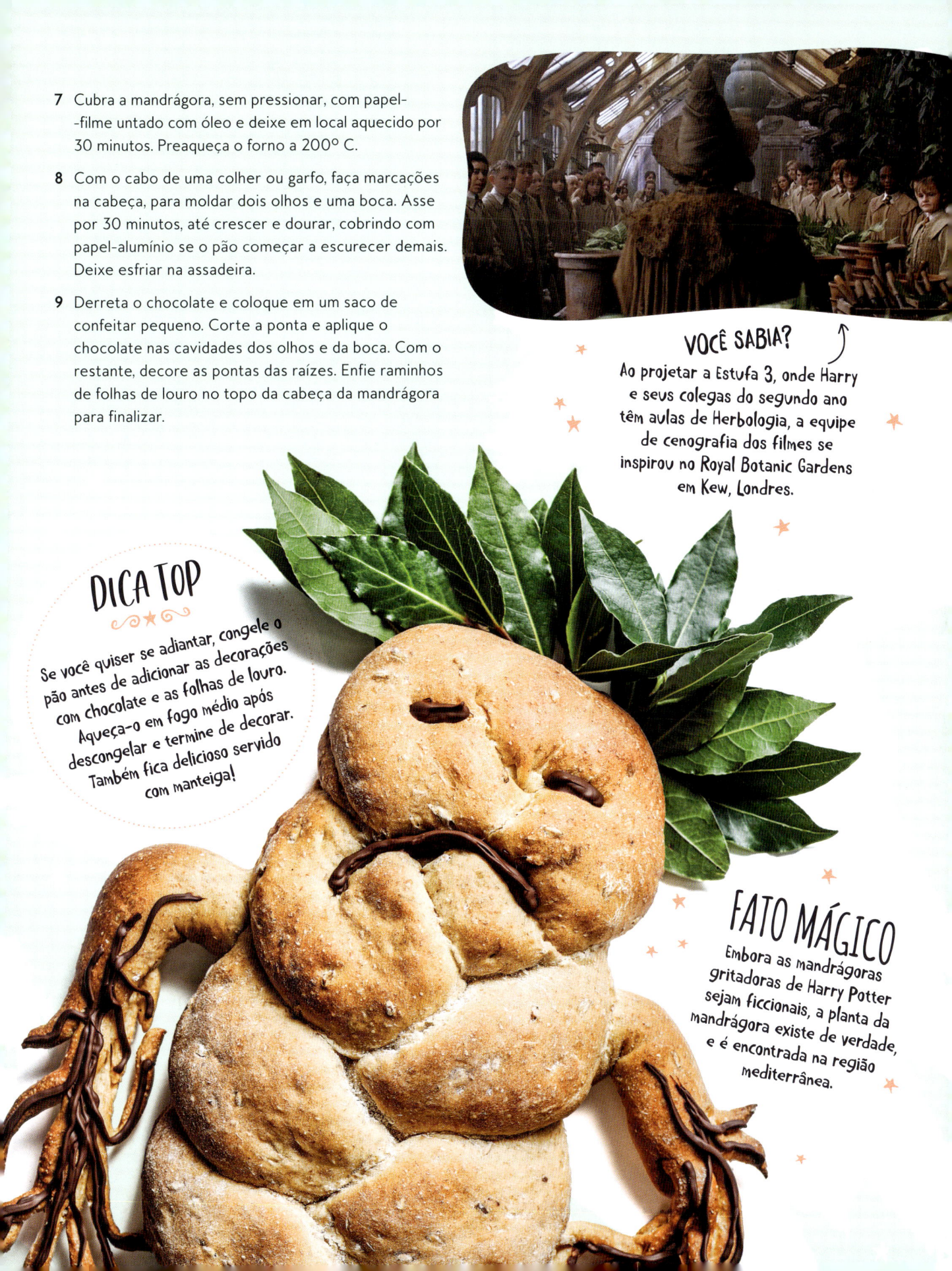

7. Cubra a mandrágora, sem pressionar, com papel-filme untado com óleo e deixe em local aquecido por 30 minutos. Preaqueça o forno a 200° C.

8. Com o cabo de uma colher ou garfo, faça marcações na cabeça, para moldar dois olhos e uma boca. Asse por 30 minutos, até crescer e dourar, cobrindo com papel-alumínio se o pão começar a escurecer demais. Deixe esfriar na assadeira.

9. Derreta o chocolate e coloque em um saco de confeitar pequeno. Corte a ponta e aplique o chocolate nas cavidades dos olhos e da boca. Com o restante, decore as pontas das raízes. Enfie raminhos de folhas de louro no topo da cabeça da mandrágora para finalizar.

VOCÊ SABIA?
Ao projetar a Estufa 3, onde Harry e seus colegas do segundo ano têm aulas de Herbologia, a equipe de cenografia dos filmes se inspirou no Royal Botanic Gardens em Kew, Londres.

DICA TOP
Se você quiser se adiantar, congele o pão antes de adicionar as decorações com chocolate e as folhas de louro. Aqueça-o em fogo médio após descongelar e termine de decorar. Também fica delicioso servido com manteiga!

FATO MÁGICO
Embora as mandrágoras gritadoras de Harry Potter sejam ficcionais, a planta da mandrágora existe de verdade, e é encontrada na região mediterrânea.

Torta de Melaço de Hogwarts

8 PORÇÕES | **45 MINUTOS MAIS TEMPO DE DESCANSO DA MASSA** | **1 HORA**

Uma das favoritas de Harry, esta suculenta torta de melaço fará você pegar sua colher assim que a sobremesa sair do forno (mas certifique-se de deixá-la esfriar por alguns minutos antes de comer). E você ainda pode enfeitar com o animal de sua casa preferida de Hogwarts!

PARA A MASSA

- 1 ¾ xícara/220 g de farinha de trigo
- 1 ⅓ tablete/150 g de manteiga sem sal, gelada e em cubos
- 1 gema de um ovo grande
- 2 colheres de sopa de açúcar

PARA O RECHEIO

- 2 ¾ xícaras/550 g de açúcar
- ½ tablete/50 g de manteiga sem sal
- Raspas e suco de 3 limões
- 1 ½ xícara/115 g de pão de forma branco triturado
- 3 ovos grandes batidos

PARA DECORAR

- 2 colheres de sopa de açúcar de confeiteiro

EQUIPAMENTO ESPECIAL

Forma de torta redonda de 23 cm, com fundo removível e 4 cm de profundidade

Bolinhas de cerâmica para culinária

1. Para preparar a massa, misture em uma tigela a farinha e a manteiga com as pontas dos dedos até parecer areia molhada. Adicione a gema, o açúcar e 2 colheres de sopa de água gelada e misture até obter uma massa firme. Embrulhe e leve à geladeira por 30 minutos.

2. Preaqueça o forno a 200° C. Abra a massa sobre uma superfície levemente enfarinhada e use a forma redonda para delinear a massa e posicioná-la. Forre a forma com papel-manteiga e encha com as bolinhas de cerâmica para culinária.

3. Asse por 20 minutos. Remova as bolinhas e o papel e reduza a temperatura do forno para 180° C.

4. Para fazer o recheio, coloque o açúcar e ½ xícara/120 ml de água em uma panela de fundo grosso e aqueça em fogo baixo até que o açúcar se dissolva. Aumente o fogo e deixe a calda borbulhar por 10 minutos, ou até que fique com uma cor âmbar-escura. Mergulhe a base da panela em água gelada para interromper o cozimento.

DICA TOP

É preciso tempo e paciência para preparar a calda de açúcar conforme a etapa 4! Utilize uma panela pesada, de boa qualidade, e dissolva o açúcar antes de aumentar o calor. Fique de olho depois disso, porque a calda escurece rápido, e pode ficar amarga e até queimar.

Esta calda é uma versão caseira de "Golden Syrup" (xarope dourado), um ingrediente tradicional da sobremesa favorita de Harry. Se for possível encontrá-lo, use 1 ½ xícara/475 g do xarope, e aí você não precisa fazer a sua calda.

← Esta torta tem um delicioso sabor de limão.

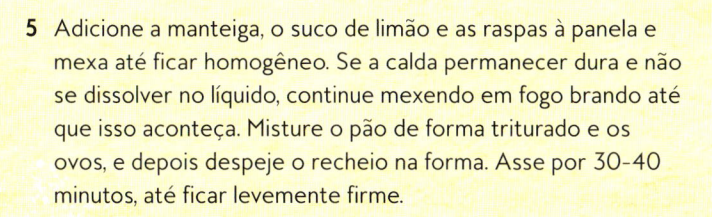

5. Adicione a manteiga, o suco de limão e as raspas à panela e mexa até ficar homogêneo. Se a calda permanecer dura e não se dissolver no líquido, continue mexendo em fogo brando até que isso aconteça. Misture o pão de forma triturado e os ovos, e depois despeje o recheio na forma. Asse por 30-40 minutos, até ficar levemente firme.

6. Enquanto assa, trace e corte o molde da Torta de melaço de Hogwarts na página 115. Quando a torta sair do forno, posicione o molde sobre ela. Coloque o açúcar de confeiteiro em um coador de chá ou peneira pequena e polvilhe sobre o molde para que a superfície fique coberta com uma fina camada de açúcar. Levante com cuidado o molde. É mais fácil de fazer isso deslizando devagar uma espátula sob o molde e levantando-o depressa.

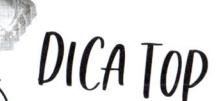

DICA TOP

Colocamos em cima de nossa torta o texugo da Lufa-Lufa (veja o modelo na pág. 115), mas você pode usar o leão da Grifinória, o corvo da Corvinal ou a serpente da Sonserina.

VOCÊ SABIA?

Esta torta pode ser servida quente ou fria.

COOKIES DAS CHAVES MÁGICAS ALADAS

16 A 18 UNIDADES · **45 MINUTOS** · **10 MINUTOS**

No primeiro filme da série, Harry, Rony e Hermione devem superar uma série de obstáculos perigosos. Isso inclui as chaves aladas, que foram encantadas pelo professor Filio Flitwick. Conjure suas próprias – de preferência menos fugitivas – com esta receita divertida e simples. O sabor destes biscoitos deixará todos nas nuvens.

V · **SG**

1 clara de um ovo grande

¼ de xícara/50 g de açúcar demerara

½ xícara/55 g de avelãs moídas

PARA DECORAR

Várias folhas de papel de arroz

Bisnaga de glacê dourado

EQUIPAMENTO ESPECIAL

Saco de confeitar de papel ou plástico

Bico de confeitar simples de 0,5 cm

1. Preaqueça o forno a 180° C. Copie e recorte os dois modelos de Chaves mágicas aladas na página 116. Forre uma assadeira grande com papel-manteiga.

2. Bata a clara em uma tigela bem limpa e seca até formar picos. Adicione o açúcar aos poucos, uma colher de cada vez, até a mistura engrossar e ficar brilhante. Adicione as avelãs. Coloque a mistura em um saco de confeitar equipado com um bico simples de 0,5 cm.

3. Deslize o molde de chave sob o papel na assadeira e aplique a massa por cima, começando com a parte arredondada na extremidade superior e terminando em uma linha reta até o final. Aplique uma linha de 1 cm ao lado para a parte que entra na fechadura. Reposicione o molde e prepare mais chaves da mesma maneira.

4. Asse por 10 minutos, ou até dourar e ficar levemente crocante. Deixe esfriar antes de retirar o papel com cuidado.

5. Corte as asas no papel de arroz, seguindo o molde. Se possível, corte várias folhas ao mesmo tempo. Dobre as asas conforme indicado. Aplique linhas com o glacê para decorar, como na foto. Prenda as asas com gotinhas de cobertura do saco de confeitar.

FATO MÁGICO

O ator Warwick Davis, que interpreta Filio Flitwick, também dubla o duende Grampo nos filmes de Harry Potter.

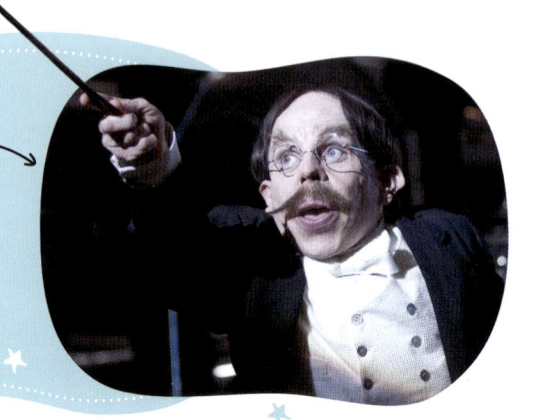

DOCES

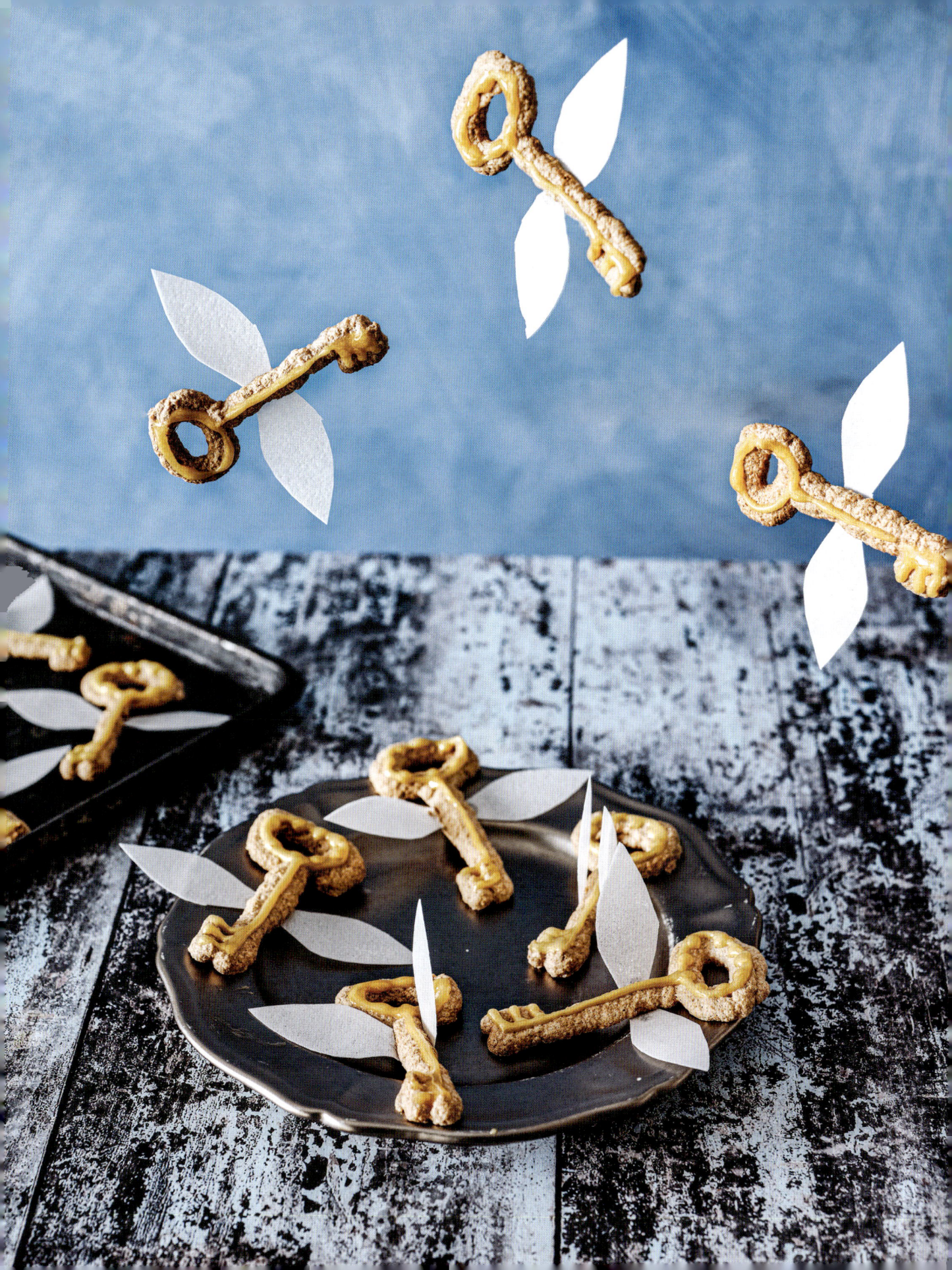

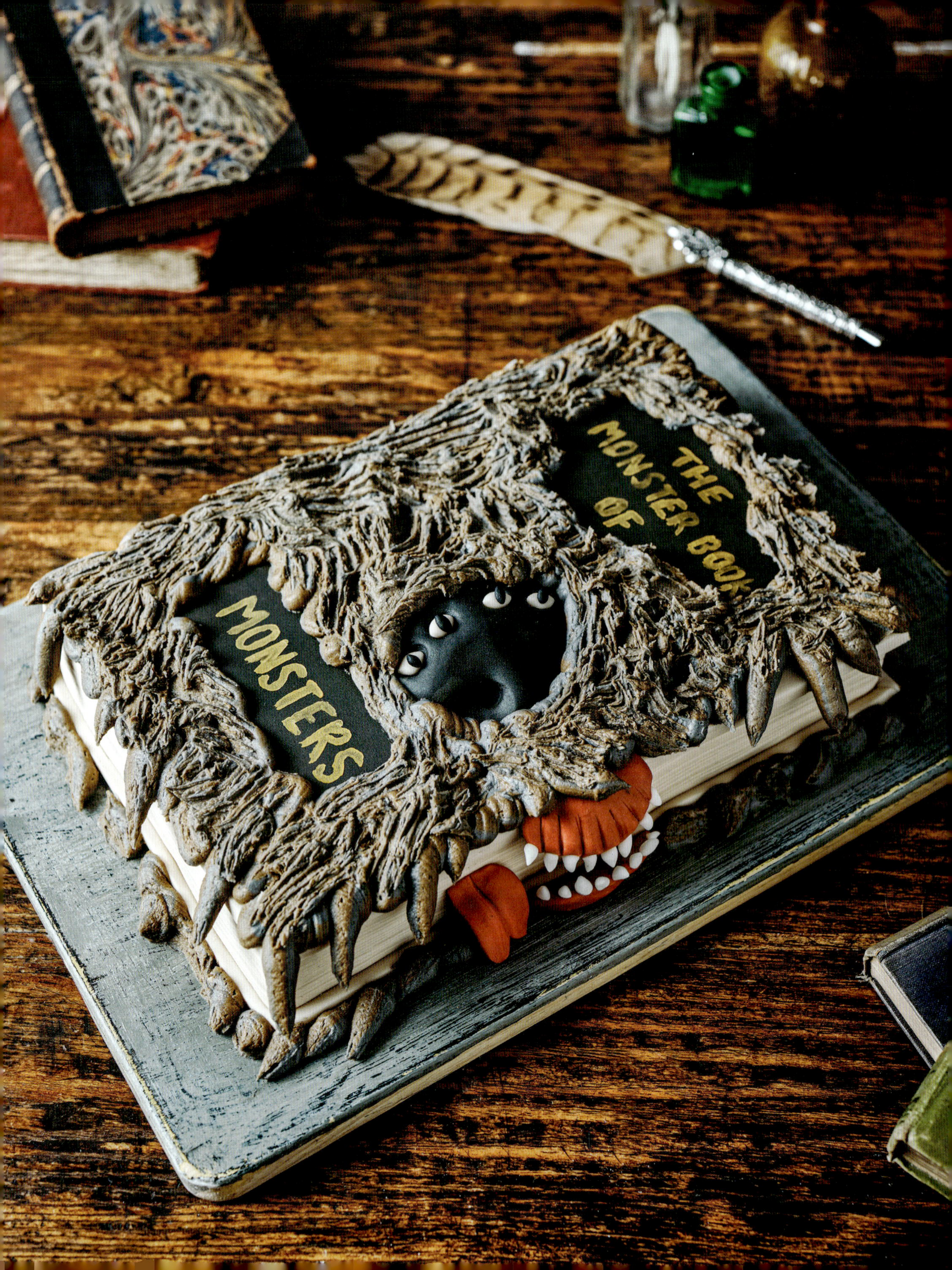
THE MONSTER BOOK OF
MONSTERS

O LIVRO MONSTRUOSO DOS MONSTROS

🍽 12-14 PORÇÕES   🕐 2H30-3 HORAS MAIS TEMPO DE RESFRIAMENTO   🔥 45-50 MINUTOS

Livro didático obrigatório para todos os alunos do terceiro ano de Hogwarts, *O livro monstruoso dos monstros*, de Edwardus Lima, é um ser tão senciente quanto as criaturas fantásticas em suas páginas – e bem mal-humorado. Esta deliciosa versão com banana não vai tentar morder seus dedos, mas recomendamos acariciar a lombada antes de cortar uma fatia. Só por precaução!

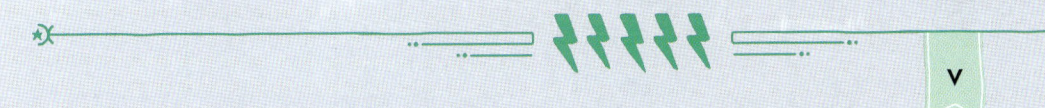

1. Preaqueça o forno a 160° C. Unte e forre a forma com papel-manteiga. Bata a manteiga, o açúcar, o extrato de baunilha e a canela até a mistura ficar clara e cremosa. Incorpore os ovos aos poucos, um de cada vez, adicionando uma colher de farinha se a mistura começar a separar. Acrescente as bananas amassadas. Adicione a farinha e o fermento e misture até tudo ficar bem incorporado.

2. Vire na forma e nivele a superfície. Asse por 45-50 minutos, até crescer e dourar. A superfície deve estar firme ao toque. Deixe na forma por 5 minutos e depois transfira para uma grade para esfriar.

3. Para a cobertura, bata o açúcar e a manteiga até a mistura ficar lisa, clara e cremosa, e reserve. Para transformar o bolo quadrado em um retângulo, corte uma fatia de 4 cm de espessura de um dos lados verticais do bolo e posicione-a em um dos lados horizontais, aparando o excedente. Posicione o bolo em um prato ou tábua de servir, prendendo a fatia cortada com um pouco de cobertura. Espalhe uma fina camada de cobertura sobre o topo e as laterais do bolo.

4. Em uma superfície polvilhada com açúcar de confeiteiro, incorpore um pouco de corante alimentício marrom na pasta americana branca para colorir até ficar em um tom de bege. Abra metade da pasta americana e corte 3 tiras da espessura do bolo. Enrole ao redor das laterais do bolo, alisando as junções e usando uma faca não afiada na horizontal para fazer as marcas de páginas.

5. Abra a outra metade da pasta americana e corte um retângulo um pouco maior que o bolo. Para fazer a base da capa, posicione o retângulo de pasta americana em cima do bolo e pressione de leve.

6. Finalize a base do bolo com três tiras finas de pasta americana, prendendo no lugar com um pincel umedecido. Reserve as aparas.

Continua na próxima página.

PARA O BOLO

- 1 ¾ tablete/195 g de manteiga sem sal, em temperatura ambiente, mais um pouco para untar
- 1 xícara/200 g de açúcar
- 2 colheres de chá de extrato de baunilha
- 1 colher de chá de canela em pó
- 3 ovos grandes batidos
- 3 bananas médias amassadas
- 1 ¾ xícara/220 g de farinha de trigo
- 2 colheres de chá de fermento em pó

PARA A COBERTURA

- 3 ½ xícaras/315 g de açúcar de confeiteiro
- 1 ½ tablete/165 g de manteiga sem sal, em temperatura ambiente

PARA DECORAR

- Açúcar de confeiteiro, para polvilhar
- Corante alimentício natural preto e marrom
- 700 g de pasta americana branca
- 50 g de pasta americana preta
- 50 g de pasta americana marrom
- Pequeno pedaço de pasta americana vermelha
- Corante alimentício líquido dourado comestível

EQUIPAMENTO ESPECIAL

- Pincel fino
- Bico de confeitar de 0,5 cm
- Saco de confeitar grande
- Forma de bolo quadrada de 20 cm

TÍTULO DO LIVRO "MONSTROS"

TÍTULO DO LIVRO "O LIVRO MONSTRUOSO DOS"

FOCINHO E OLHOS

MAXILARES E DENTES

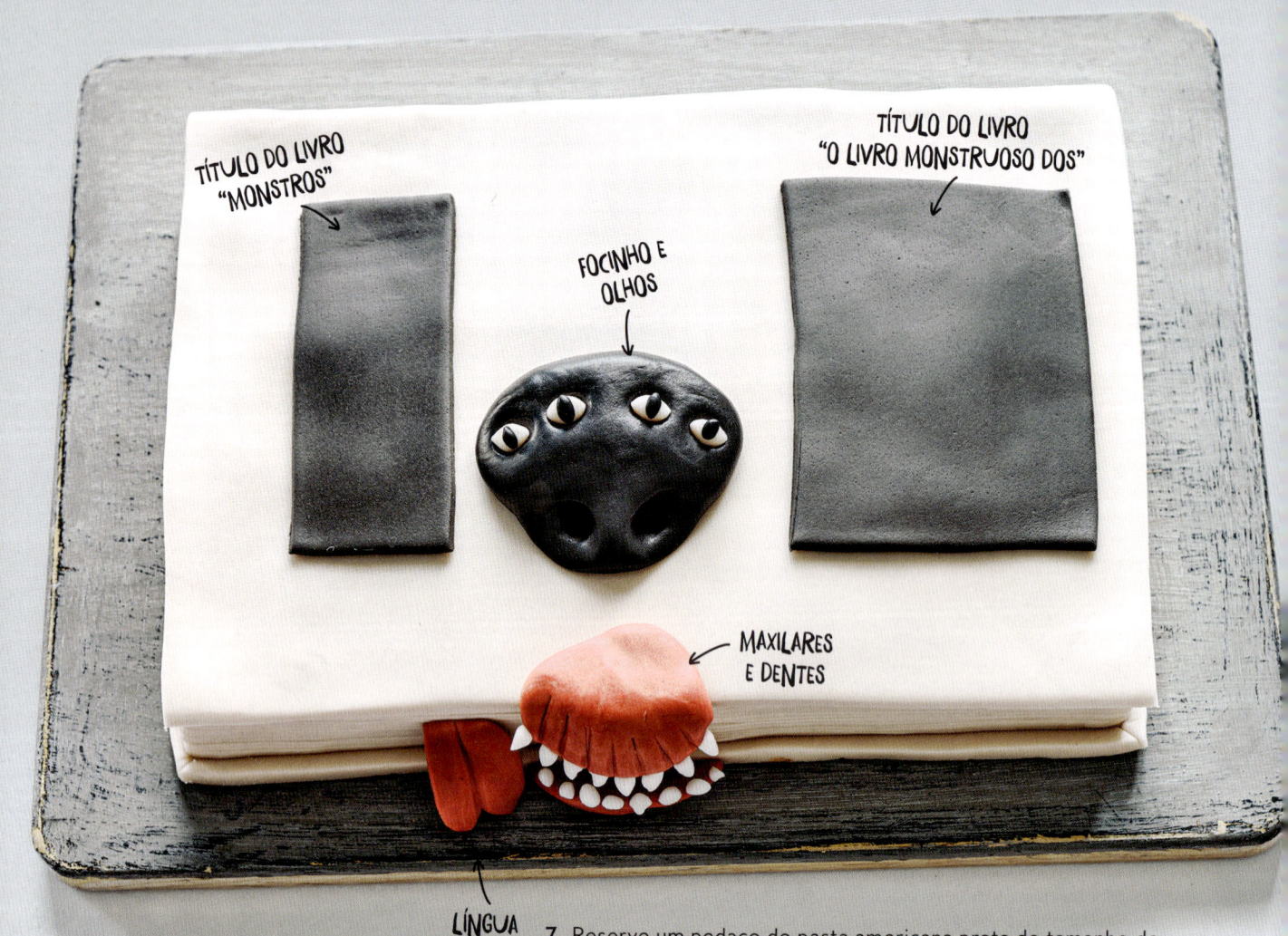

LÍNGUA

DICA TOP

Modelar a cara e os maxilares exige um pouquinho de paciência, mas fica muito bom quando você finalmente acerta. Continue a modelar e, se for preciso, comece de novo até ficar feliz com o resultado.

Mantenha a pasta americana que não está sendo trabalhada bem embrulhada em papel-filme, para não ressecar.

7. Reserve um pedaço de pasta americana preta do tamanho de uma ervilha. Amasse o restante com a pasta americana marrom. Abra metade com um rolo fino sobre uma superfície polvilhada com açúcar de confeiteiro e corte um retângulo de 39,5 x 7,5 cm e outro de 9,5 x 4 cm. Posicione o retângulo maior na parte de cima da capa e o menor na parte de baixo, onde será aplicado o título do livro.

8. Amasse as aparas da pasta americana restante e molde a cara de um monstro com focinho ligeiramente pontudo e mais largo num dos lados. Posicione no bolo entre os dois retângulos. Molde quatro bolas do tamanho de ervilhas com a pasta americana bege que estava reservada e faça os olhos, prendendo com a ajuda de um pincel úmido. Enrole bolinhas da pasta americana preta separada e faça as íris.

9. Para os maxilares, molde duas formas semicirculares de pasta americana vermelha. Molde e posicione os dentes pontudos em pasta americana branca. Abra as aparas de pasta americana vermelha e corte uma pequena fita para o marcador. Prenda com a ajuda de um pincel fino. Com o corante alimentício dourado, escreva "O livro monstruoso dos monstros" nos retângulos da capa.

Continua na próxima página.

DOCES

10 Divida o restante da cobertura em duas tigelas e pinte metade de cinza, usando corante alimentício preto, e a outra de marrom. Alterne colheres da cobertura em um saco de confeitar grande equipado com bico de 0,5 cm. Espalhe gotas de cobertura ao redor da base do bolo e mais gotas ao redor das bordas superiores do bolo. Se puder, afaste o saco depois de colocar uma gota para que a cobertura escorra levemente por cima da borda do bolo.

11 Use o restante para cobrir a capa e a lombada do livro. Finalize afofando a cobertura com um garfo, para dar a aparência de pelos.

FATO MÁGICO

A artista gráfica Miraphora Mina criou diversas versões de *O livro monstruoso dos monstros* para *Harry Potter e o Prisioneiro de Azkaban*, incluindo uma versão com patas, grandes garras e uma cauda com pontas afiadas, e outra com uma língua vermelha que servia como marcador de livros.

Se você folhear (com cuidado) *O livro monstruoso dos monstros* do cinema, vai encontrar páginas dedicadas aos hipogrifos, aos elfos domésticos e às raízes de mandrágoras, só para citar alguns exemplos.

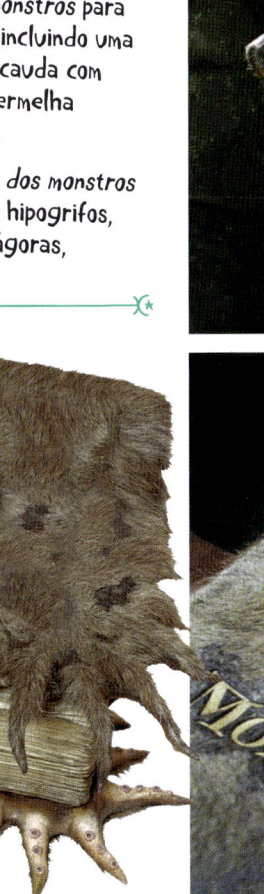

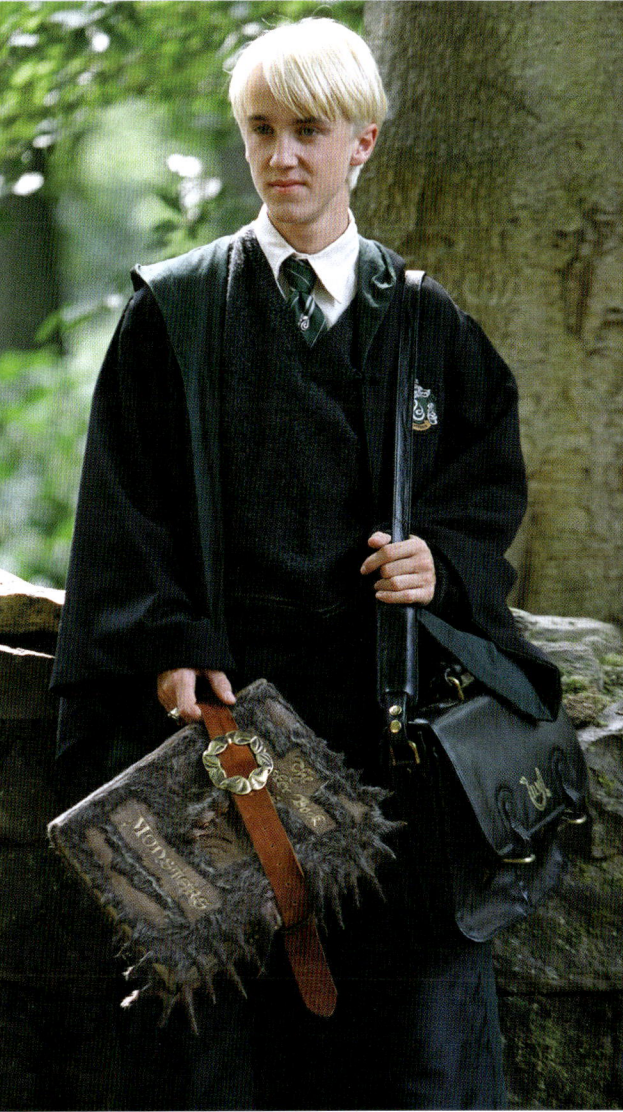

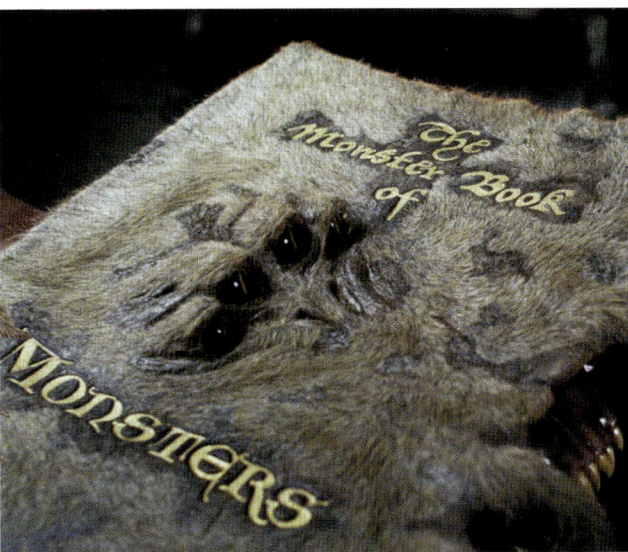

PÃEZINHOS DE GOTAS DE LIMÃO DE DUMBLEDORE

14 UNIDADES — **30 MINUTOS MAIS TEMPO DE DESCANSO** — **10 MINUTOS**

Há três coisas que todos sabem sobre Alvo Dumbledore. Ele tem uma cicatriz acima do joelho esquerdo no formato do mapa do metrô de Londres, é o único bruxo que Lorde Voldemort teme (além de Harry) e tem uma queda terrível por doces, especialmente quando se trata de gotas de limão. Celebre o maior bruxo de sua era preparando uma fornada destes pãezinhos de limão, azedinhos de arrepiar. Eles são simplesmente o máximo!

PARA OS PÃEZINHOS

- 3 ½ xícaras/440 g de farinha de trigo branca
- ½ colher de chá de sal
- ½ tablete/55 g de manteiga sem sal, gelada e em cubos
- 1 ½ colher de chá de fermento biológico
- ⅓ de xícara/70 g de açúcar
- 2 ovos grandes batidos
- ⅔ de xícara/150 ml de leite morno

PARA FINALIZAR

- 14 balas de limão
- 1 ¾ xícara/220 g de açúcar de confeiteiro
- Aproximadamente 2 colheres de sopa de suco de limão
- Uma pitada de corante alimentício amarelo natural

1. Em uma tigela, misture a farinha, o sal e a manteiga com as pontas dos dedos. Acrescente o fermento, o açúcar, os ovos e o leite e, com uma espátula, mexa até formar uma massa, adicionando um pouco mais de leite caso esteja seca e quebradiça.

2. Vire em uma superfície enfarinhada e sove por 10 minutos até ficar lisa e elástica. Coloque em uma tigela levemente untada com óleo, cubra com papel-filme e deixe em local aquecido por 1h30, ou até que dobre de tamanho.

3. Forre uma assadeira grande com papel-manteiga. Soque a massa para desinflar e vire em uma superfície enfarinhada. Divida em 14 pedaços de tamanho uniforme.

4. Achate um pedaço para ficar com um formato oval e coloque uma bala no centro. Puxe a massa até cobrir a bala, selando o pãozinho alongado. Transfira para a assadeira com o lado do fechamento para baixo. Repita esse procedimento até acabar com as balas.

5. Cubra, sem pressionar, com papel-filme levemente untado e deixe em local aquecido por 30-40 minutos, até crescer. Preaqueça o forno a 200º C.

6. Asse os pães por 10 minutos, até dourar. Leve para esfriar em uma grade.

7. Misture o açúcar de confeiteiro e 1 ½ colher de sopa de suco de limão. Adicione uma pitada de corante alimentício amarelo e mais suco de limão, gota a gota, até que a cobertura fique lisa e espessa. Ela deve ficar viscosa, nem rala, nem grossa demais. (Você talvez não precise usar todo o suco de limão.) Despeje a cobertura por cima dos pãezinhos.

FATO MÁGICO

"Gota de limão" é a senha para o gabinete de Dumbledore durante o segundo ano de Harry em Hogwarts.

DICA TOP

Um alerta: não tente morder estes pãezinhos assim que saem do forno. O recheio fica muito quente!

DOCES

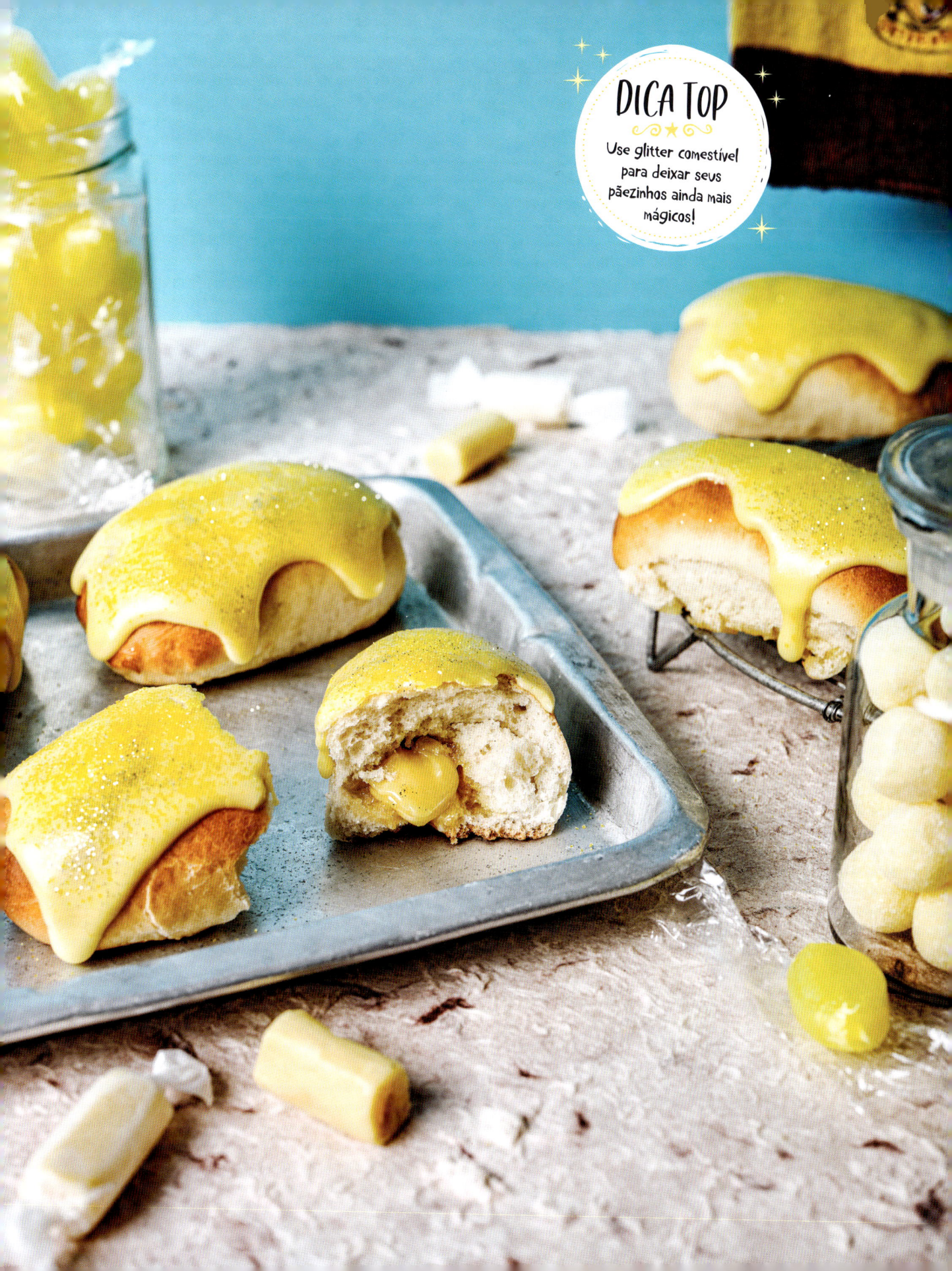

DICA TOP

Use glitter comestível para deixar seus pãezinhos ainda mais mágicos!

BOMBINHAS CREMOSAS DO PUFOSO

8 UNIDADES | **1 HORA MAIS TEMPO DE RESFRIAMENTO** | **25 MINUTOS**

Docinhas e deliciosas, estas adoráveis gostosuras são quase fofas demais para comer. Modeladas a partir das adoráveis criaturas cor-de-rosa e roxas vendidas por Fred e Jorge na loja "Gemialidades" Weasley, elas são tão deliciosamente cremosas que, assim que você terminar uma fornada, vai querer fazer outra.

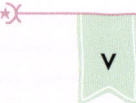

PARA A MASSA
½ xícara/65 g de farinha de trigo, mais 1 colher de sopa
½ tablete/55 g de manteiga sem sal
2 colheres de sopa de açúcar
Sal
2 ovos grandes batidos

PARA O RECHEIO CREMOSO
1 ¼ xícara/310 ml de leite
3 gemas de ovos grandes
3 colheres de sopa de açúcar
2 colheres de chá de extrato de baunilha
3 colheres de sopa de amido de milho
½ xícara/120 ml de creme de leite fresco
¾ de xícara/100 g de pedaços grandes de favo de mel

PARA DECORAR
Cobertura branca para decoração
16 olhinhos comestíveis
1 ½ xícara/370 ml de creme de leite fresco
1 ½ colher de sopa de açúcar de confeiteiro
Corante alimentício rosa

EQUIPAMENTO ESPECIAL
1 bico de confeitar simples de 1 cm
Bico de confeitar estrelado de 0,5 cm
2 sacos grandes de confeitar de papel ou plástico

1. Preaqueça o forno a 200º C. Forre uma assadeira com papel-manteiga. Peneire a farinha em um quadrado de papel-manteiga.

2. Coloque a manteiga, o açúcar e uma pitada de sal em uma panela pequena com ⅔ de xícara/150 ml de água e aqueça em fogo baixo até a manteiga derreter. Deixe ferver e adicione a farinha peneirada. Retire do fogo e bata com uma colher de pau até obter uma pasta grossa. Deixe esfriar por 5 minutos.

3. Adicione um pouco dos ovos e bata até que seja absorvido. Continue a acrescentar os ovos e a bater, um de cada vez, até obter uma pasta grossa e brilhante. Transfira para um saco de confeitar grande equipado com um tubo de confeitar simples de 1 cm. Faça 8 gotas grossas e ligeiramente alongadas na assadeira, deixando bastante espaço entre cada uma. Use toda a mistura.

4. Asse por 25 minutos, até que os pãezinhos estejam grandes e dourados. Faça um pequeno corte em um lado de cada pão para deixar o vapor escapar e evitar que murchem. Transfira para uma grade para que esfriem.

5. Enquanto isso, prepare o recheio. Em uma panela pequena, ferva o leite. Bata as gemas, o açúcar, a baunilha e o amido em uma tigela até ficar homogêneo. Despeje o leite quente na tigela, mexendo bem.

6. Devolva ao fogo e cozinhe em fogo baixo, mexendo sem parar até que a mistura fique bem grossa. Transfira para uma tigela e cubra a superfície com papel-filme em contato, para evitar a formação de película. Deixe esfriar.

7. Bata ½ xícara/120 ml de creme em uma tigela até formar picos. Adicione o favo de mel ao creme. Às colheradas, recheie os bolinhos.

8. Use a cobertura branca para prender dois olhos em uma extremidade de cada pão. Misture o creme, o açúcar e uma pitada de corante alimentício rosa em uma tigela e bata até ficar firme. Coloque a mistura em um saco de confeitar equipado com o bico de confeitar e enfeite a parte de cima. Mantenha resfriado até a hora de servir.

Segundo Luna Lovegood, os pufosos costumam cantar no dia seguinte ao Natal.

DOCES

FATO MÁGICO

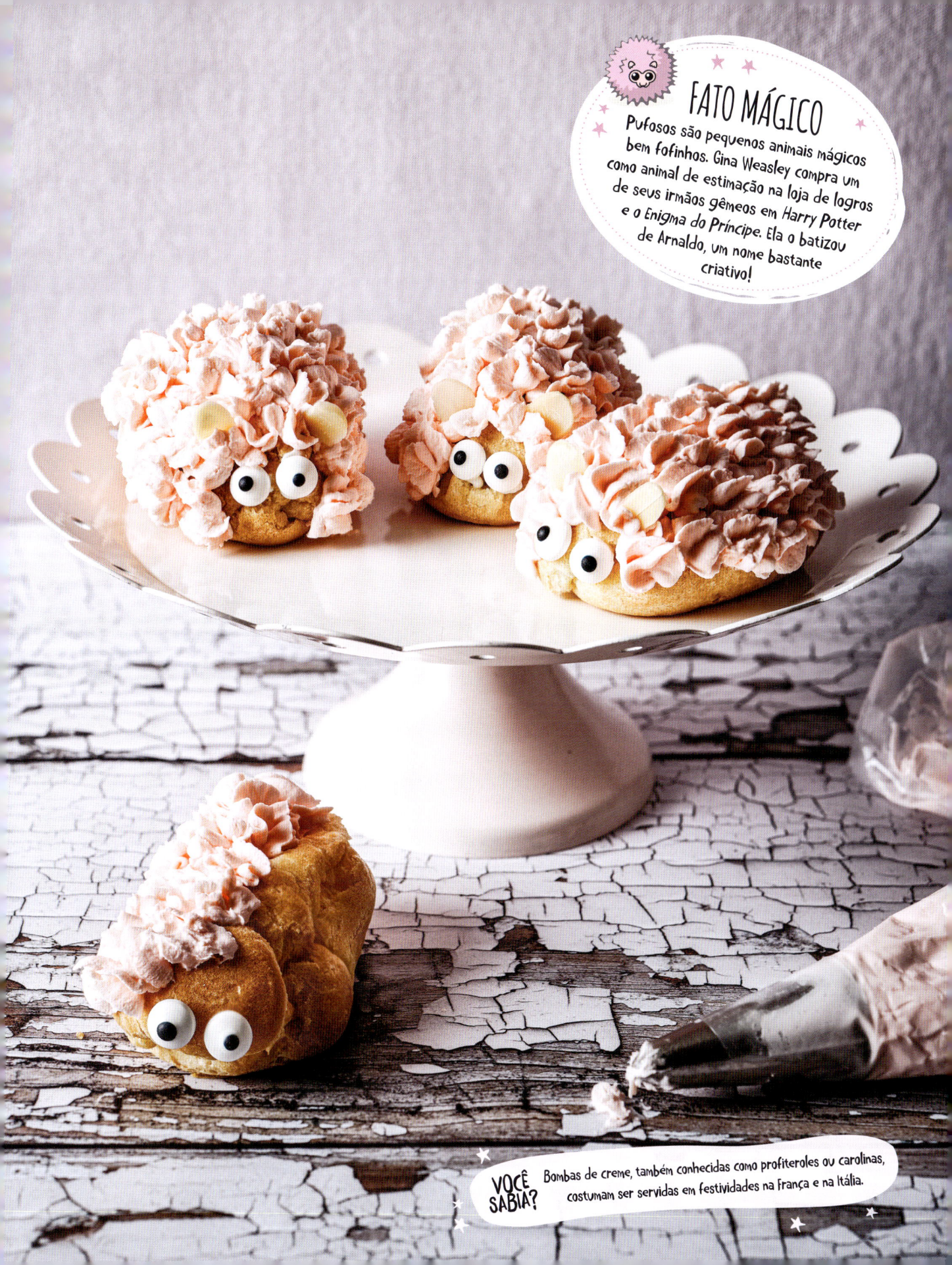

Pufosos são pequenos animais mágicos bem fofinhos. Gina Weasley compra um como animal de estimação na loja de logros de seus irmãos gêmeos em Harry Potter e o Enigma do Príncipe. Ela o batizou de Arnaldo, um nome bastante criativo!

VOCÊ SABIA? Bombas de creme, também conhecidas como profiteroles ou carolinas, costumam ser servidas em festividades na França e na Itália.

COOKIES DE SUÉTERES DE TRICÔ

12 UNIDADES | **1 HORA MAIS TEMPO DE REFRIGERAÇÃO** | **15 MINUTOS**

Os suéteres de tricô de Molly Weasley são feitos com amor, e Harry fica exultante ao receber um em *A Pedra Filosofal* – é um dos seus primeiros presentes de verdade! Faça suas próprias versões desses suéteres de Natal incríveis com esta receita simples. Com 12 por fornada, você pode até personalizá-los para toda a sua família e amigos.

V | **SG**

PARA OS COOKIES

- 1 ⅓ tablete/150 g de manteiga sem sal, em temperatura ambiente
- ⅔ de xícara/85 g de açúcar de confeiteiro
- 2 colheres de chá de gengibre em pó
- 2 gemas
- 1 ¾ xícara/220 g de farinha de trigo sem glúten
- 1 ½ colher de chá de goma xantana
- Sal

PARA DECORAR

- ¾ de tablete/85 g de manteiga sem sal, em temperatura ambiente
- 1 ¾ xícara/220 g de açúcar de confeiteiro
- Corante alimentício natural azul e vermelho
- Bisnaga de glacê dourado ou amarelo

EQUIPAMENTO ESPECIAL

- 2 sacos de confeitar pequenos de papel ou plástico
- Bico de confeitar tipo "serra"

1. Bata a manteiga, o açúcar, o gengibre e uma pitada de sal até a mistura ficar clara e cremosa. Adicione as gemas aos poucos, sem parar de bater. Misture a farinha e a goma xantana para obter uma massa lisa e firme. Embrulhe em papel-filme e leve à geladeira por 2 horas.

2. Forre uma assadeira grande com papel-manteiga. Trace e corte o molde Cookies de suéter de tricô na página 116. Abra a massa em uma superfície levemente enfarinhada até ficar bem fina e corte ao redor do molde com uma faquinha afiada. Transfira para a assadeira e leve à geladeira por 30 minutos. Preaqueça o forno a 180º C.

3. Asse os biscoitos por 15 minutos, ou até que fiquem dourados nas bordas. Deixe esfriar na assadeira.

4. Para decorar, bata a manteiga e o açúcar em uma tigela até a mistura ficar clara e cremosa. Transfira metade para uma tigela separada e misture o corante alimentício azul. Na outra metade, use o corante vermelho. Coloque a cobertura azul em um saco de confeitar equipado com um bico de serra e aplique a cobertura em metade dos biscoitos, começando pelas mangas e terminando pela gola.

5. Lave o bico, coloque em um saco de confeitar limpo e preencha com a cobertura vermelha. Decore os biscoitos restantes da mesma maneira.

6. Use o glacê dourado para fazer um "H" nos biscoitos azuis e um "R" nos vermelhos. Mantenha em local fresco até a hora de servir.

DICA TOP

Estes cookies fofos podem ser assados com um dia de antecedência e armazenados em recipiente hermético para não amolecerem. Decore-os quando for servir.

DOCES

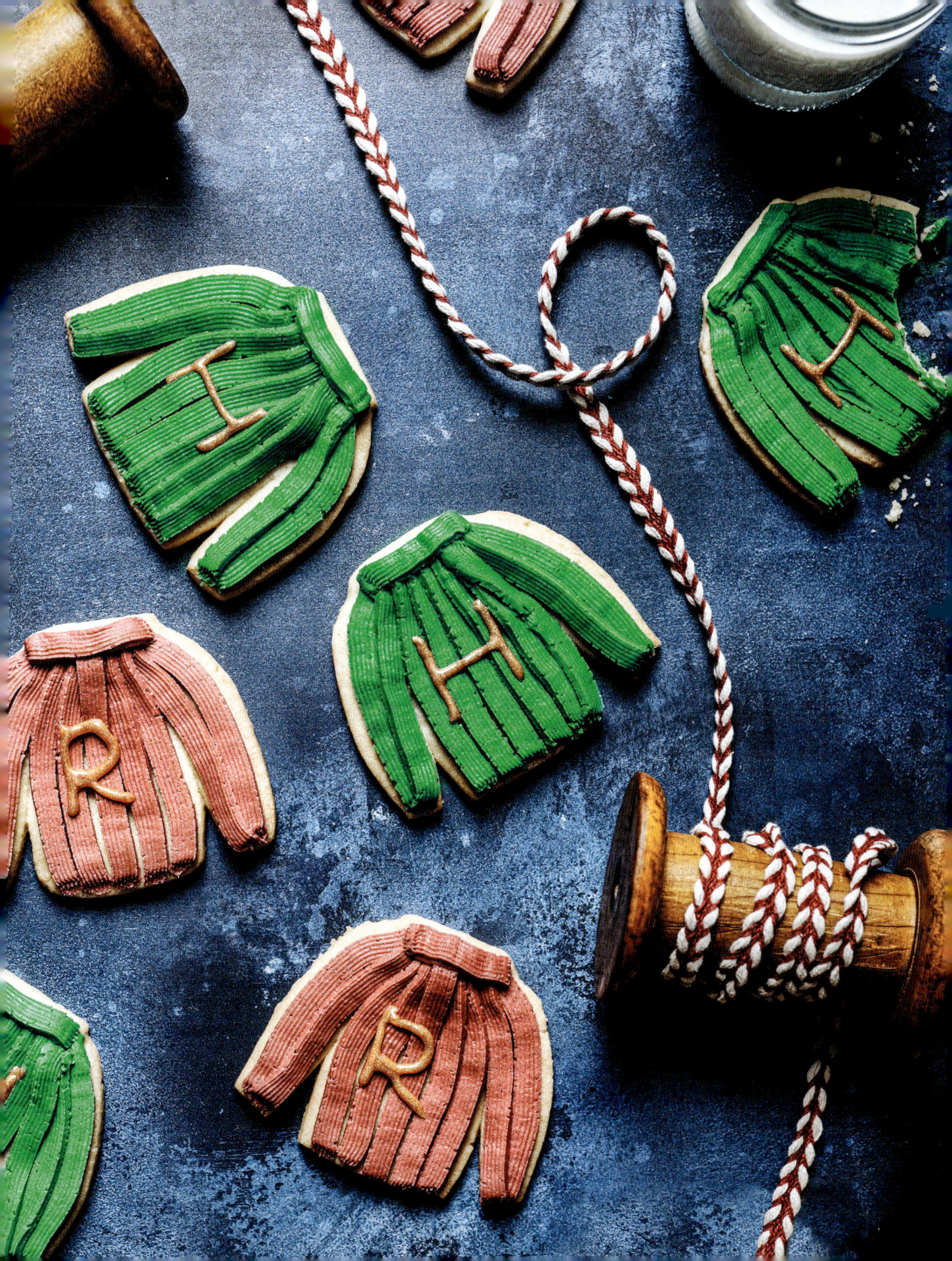

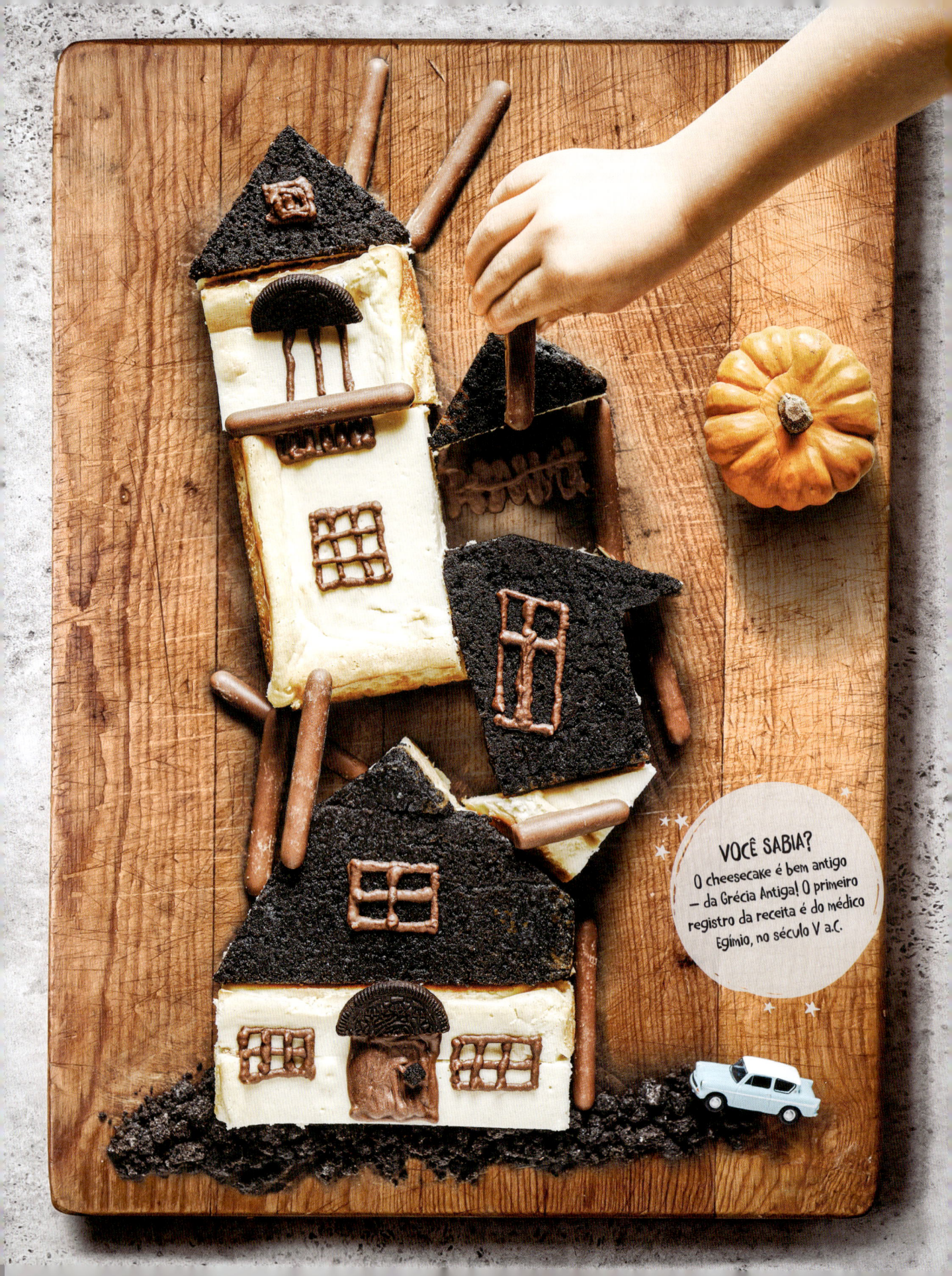

VOCÊ SABIA?
O cheesecake é bem antigo — da Grécia Antiga! O primeiro registro da receita é do médico Egímio, no século V a.C.

Cheesecake de Chocolate d'A Toca

10-12 PORÇÕES | **1H-1H30 MAIS TEMPO DE RESFRIAMENTO** | **CERCA DE 1 HORA**

Desorganizada e caótica – é o que acontece quando você tem sete filhos! –, mas também aconchegante e cheia de personalidade, a casa da família Weasley, A Toca, é um lugar onde Harry Potter sempre se sente bem-vindo. Esta saborosa receita mostra como construir uma réplica de cheesecake da incrível casa de bruxos de Molly e Arthur, só que, em vez de mágica, usamos palitos de chocolate para manter tudo no lugar. Delicioso!

1. Preaqueça o forno a 160° C. Forre a base e as laterais de uma forma com papel-manteiga. Para a base da cheesecake, derreta a manteiga em uma panela.

2. Reserve um dos biscoitos recheados. Coloque o restante em um saco e triture com um rolo de massa até que fiquem finos como uma farofa. Adicione à panela e misture bem. Reserve 3 colheres de sopa da mistura e coloque o restante na forma. Aperte bem e leve à geladeira enquanto faz o recheio.

3. Derreta o chocolate. Em uma tigela, bata o cream cheese até ficar homogêneo e, aos poucos, incorpore os ovos e o creme, batendo sem parar. Misture o chocolate e, com uma colher, espalhe sobre a base de biscoito, em uma camada uniforme.

4. Asse por 1 hora, ou até que a cheesecake esteja firme. (Ela ficará mais firme à medida que esfria devido à alta proporção de chocolate). Deixe esfriar, de preferência da noite para o dia (veja Dica Top).

5. Retire a cheesecake da forma e jogue fora o papel. Use o diagrama 1 para cortar as seções d'A Toca e monte, como no diagrama 2, as peças em uma tábua ou bandeja grande. Para manter os cortes bem precisos, limpe a faca após cada uso. Arrume algumas fatias de

Continua na próxima página.

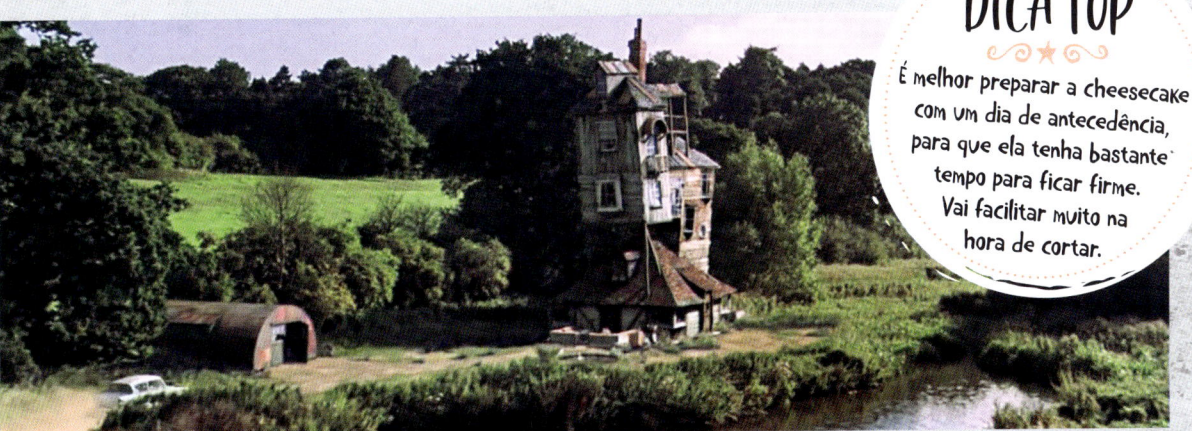

PARA A CHEESECAKE

- ¾ de tablete/85 g de manteiga sem sal
- 2 pacotes de 150 g de biscoitos de chocolate recheados
- 3 xícaras/450 g de gotas de chocolate branco
- 2 ¼ xícaras/510 g de cream cheese
- 3 ovos grandes
- ⅔ de xícara/150 ml de creme de leite

PARA DECORAR

- Muitos palitos de chocolate
- Bisnaga de cobertura de chocolate ao leite

EQUIPAMENTO ESPECIAL

Forma quadrada de bolo de 20 cm

DICA TOP

É melhor preparar a cheesecake com um dia de antecedência, para que ela tenha bastante tempo para ficar firme. Vai facilitar muito na hora de cortar.

DOCES

cabeça para baixo para representar diferentes partes da casa.

6. Arrume os palitos de chocolate na cheesecake, como na foto. Use a cobertura de chocolate para desenhar portas e janelas.

7. Corte ao meio o biscoito recheado reservado e posicione no alto da porta de entrada e da janela acima. Pegue um pedacinho da base de farelos e coloque na maçaneta. Espalhe o farelo restante junto da base da casa. Mantenha em local fresco até a hora de servir.

DICA TOP — Se não encontrar cobertura de chocolate pronta, derreta um pouco de chocolate ao leite e ponha num saco de confeitar de papel. Corte a ponta para aplicar o chocolate numa linha fina.

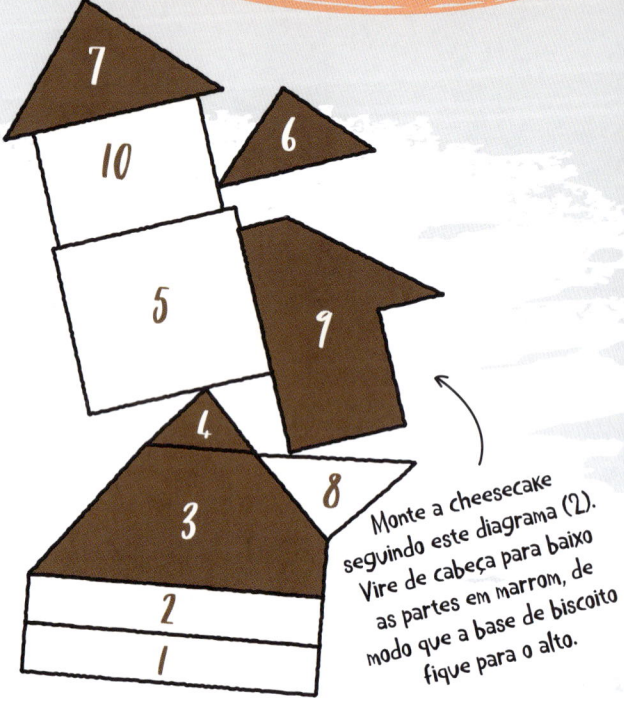

Este diagrama (1) vai ajudar no corte da cheesecake para montar A Toca.

Monte a cheesecake seguindo este diagrama (2). Vire de cabeça para baixo as partes em marrom, de modo que a base de biscoito fique para o alto.

FATO MÁGICO

Em *Harry Potter e o Enigma do Príncipe*, A Toca é incendiada pelos Comensais da Morte. Em vez de destruir o cenário que costumava ser usado, porque seria necessário utilizá-lo de novo, a equipe de produção construiu uma réplica com um terço do tamanho. "Levou seis meses para construir e seis minutos para ser consumida pelo fogo", recorda-se o diretor de arte assistente Gary Tomkins.

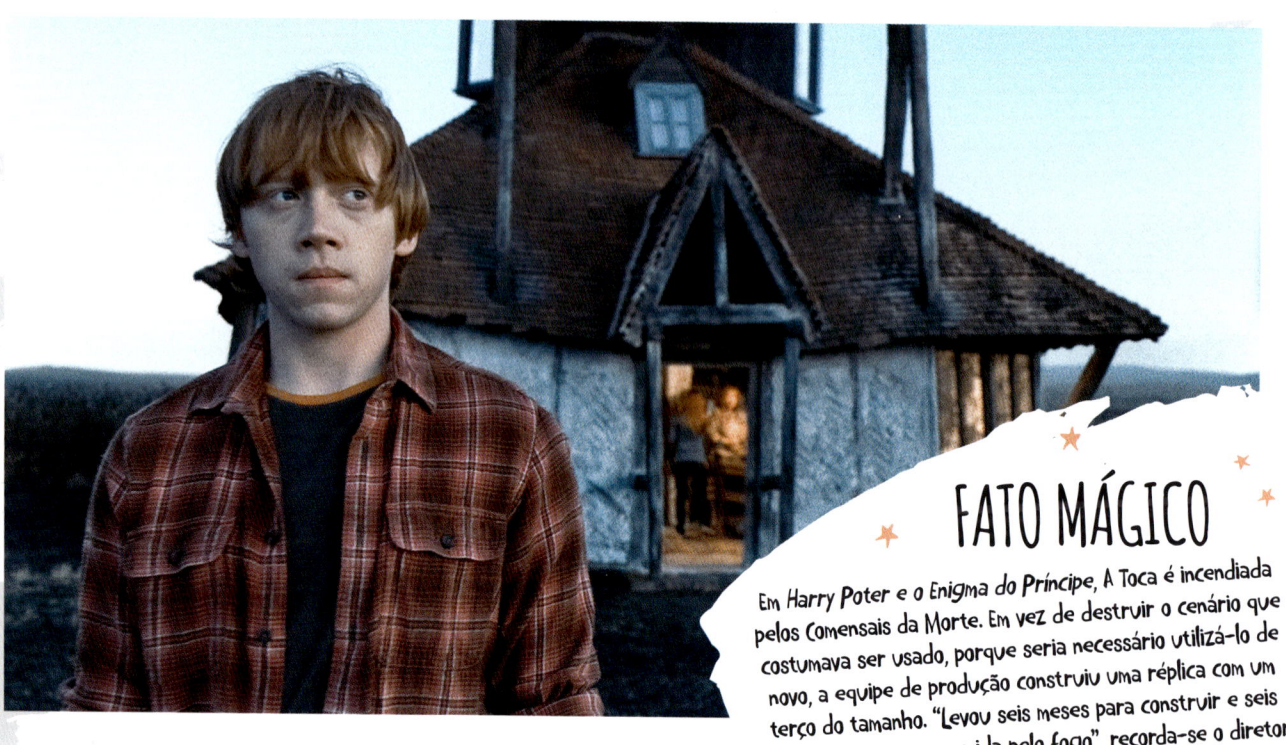

DOCES

MODELOS

Aqui estão alguns modelos úteis. Você pode desenhá-los exatamente como estão ou criar sua versão.

COOKIES DA ESPADA DE GRYFFINDOR

TORTA DE MELAÇO DE HOGWARTS

Recorte e descarte as seções dentro das linhas tracejadas

QUICHE DO GRANDE LAGO

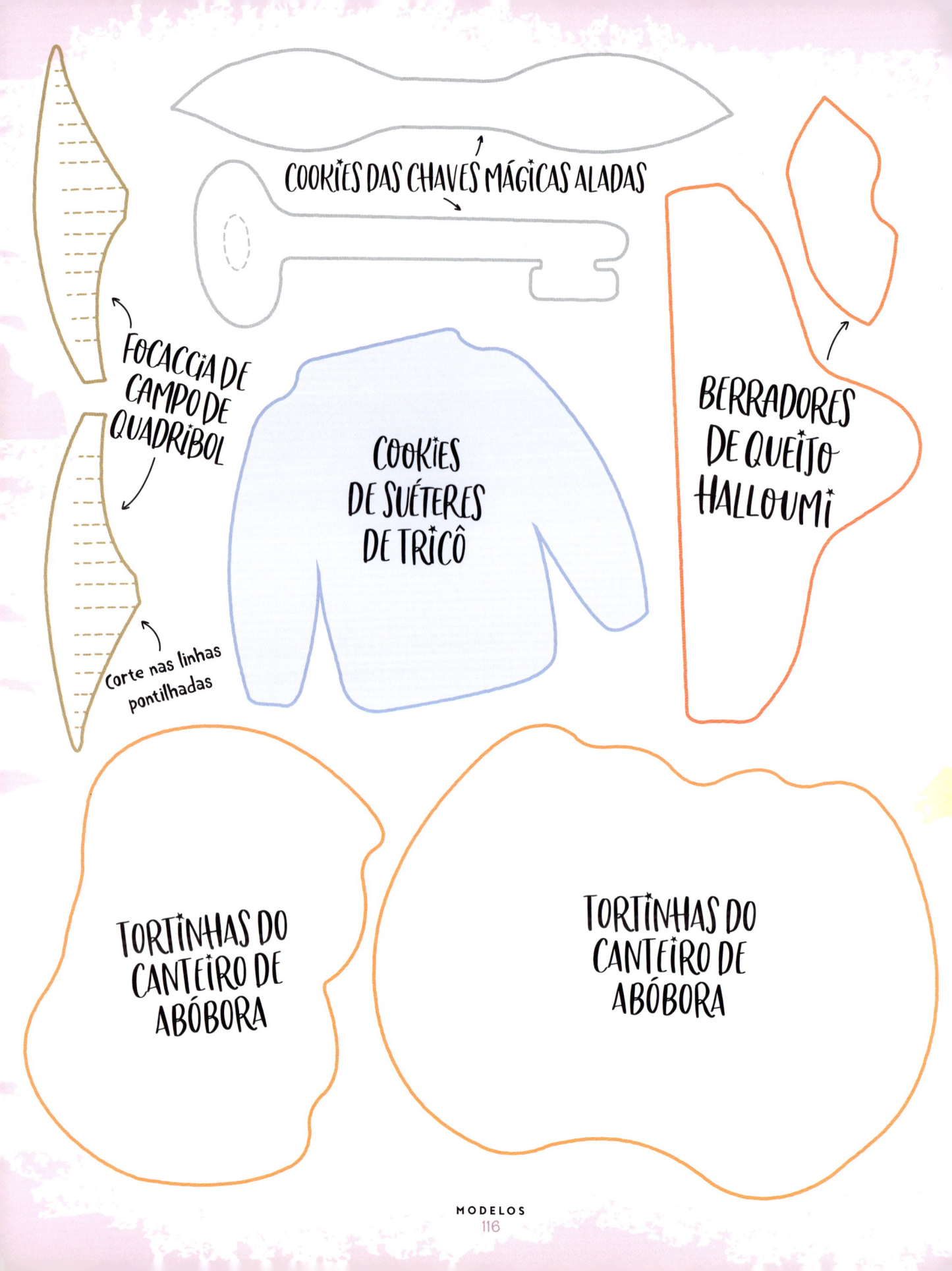

COOKIES DAS CHAVES MÁGICAS ALADAS

FOCACCIA DE CAMPO DE QUADRIBOL

COOKIES DE SUÉTERES DE TRICÔ

BERRADORES DE QUEIJO HALLOUMI

Corte nas linhas pontilhadas

TORTINHAS DO CANTEIRO DE ABÓBORA

TORTINHAS DO CANTEIRO DE ABÓBORA

COOKIES ESPECTROCS DE LUNA

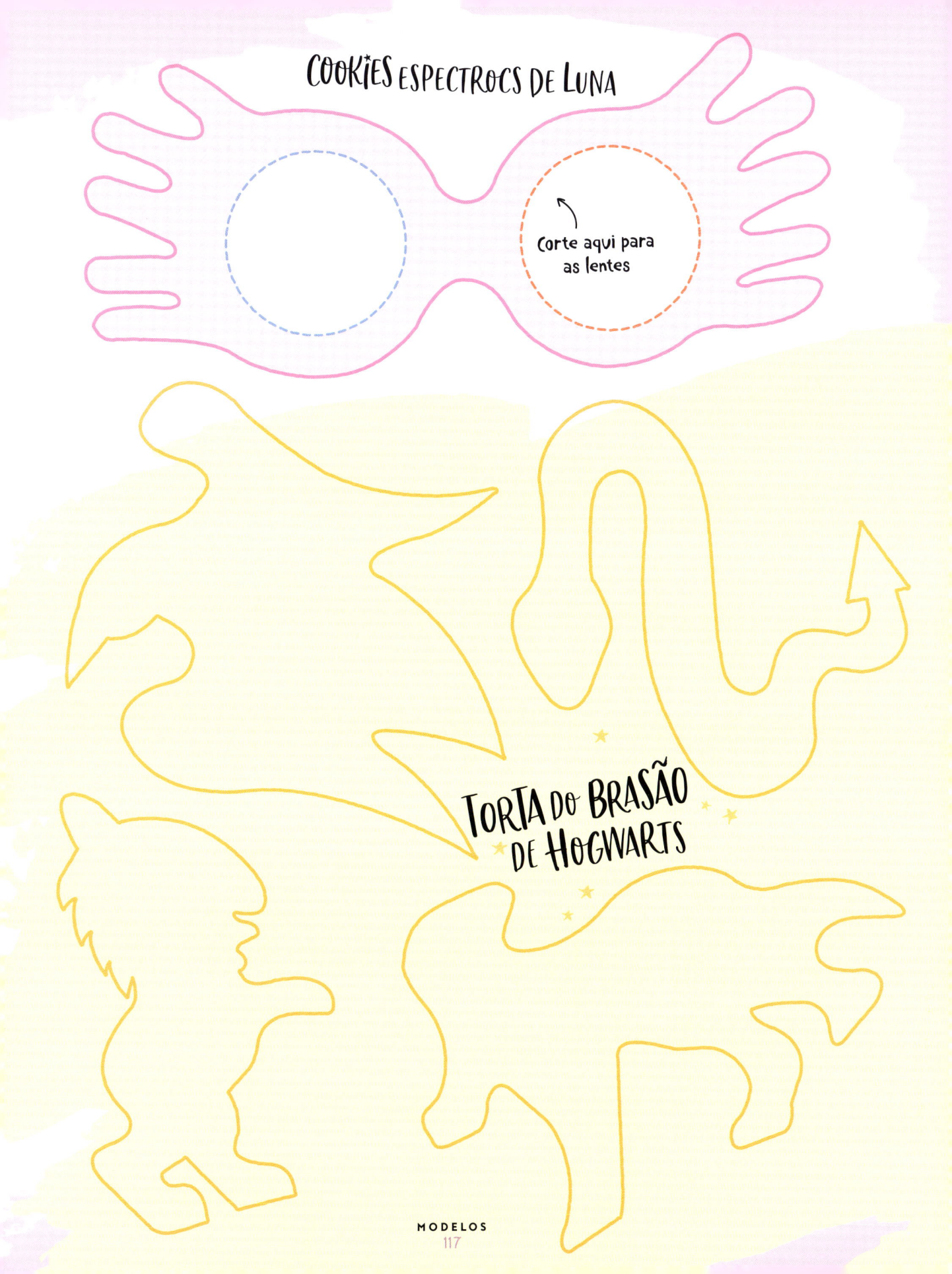

Corte aqui para as lentes

TORTA DO BRASÃO DE HOGWARTS

MODELOS

TORTA DO BRASÃO DE HOGWARTS

MODELOS
119

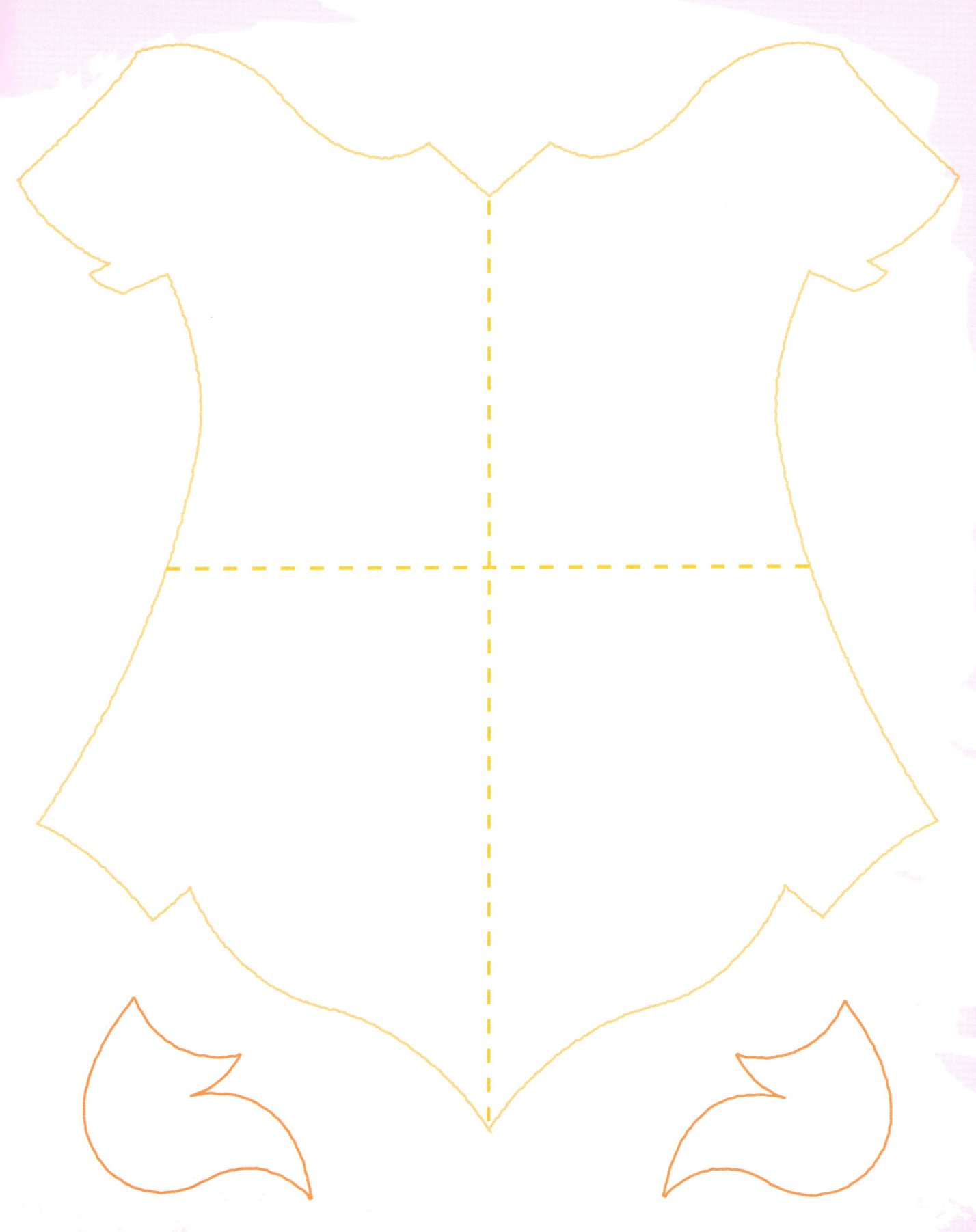

Arco

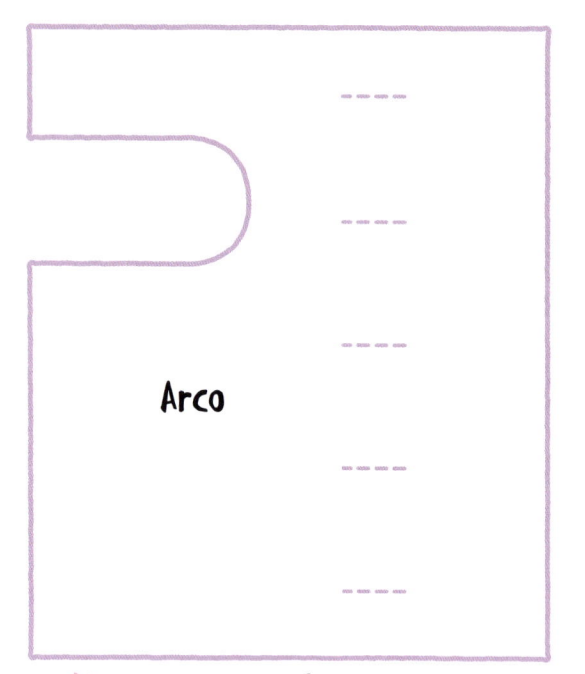

Telhado do Salão Principal

CASTELO DE HOGWARTS DE GENGIBRE

Telhado da Escola de Bruxaria
x 2

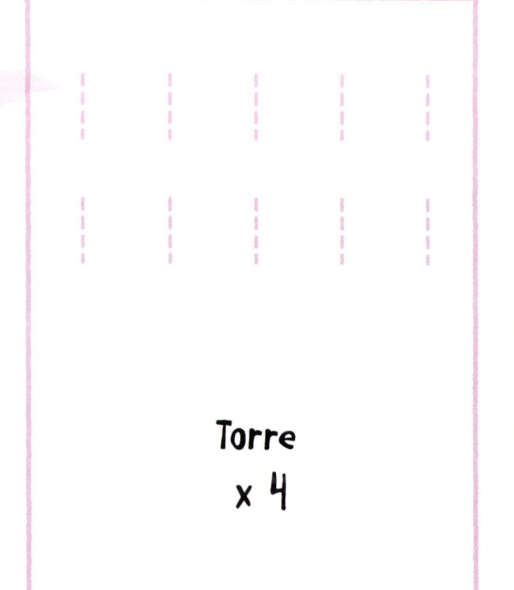

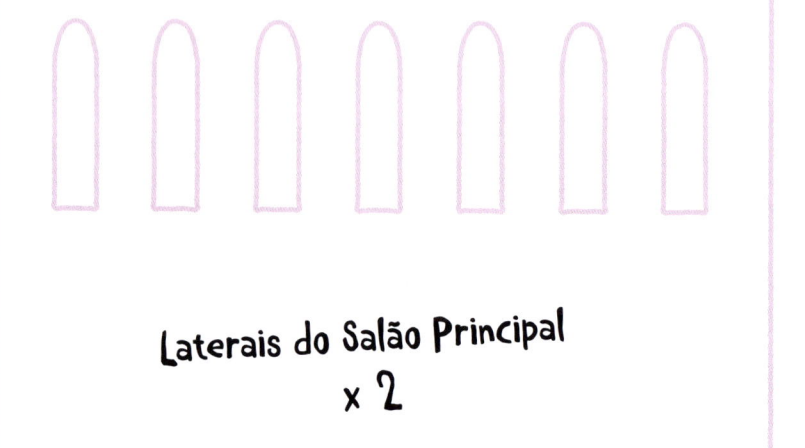

Torre
x 4

Laterais do Salão Principal
x 2

Alto da torre

Extremidade
do Salão Principal
x 2

Corte a porta em
um dos biscoitos

Extremidades da Escola
de Bruxaria
x 2

Laterais da Escola
de Bruxaria
x 2

Use estas linhas tracejadas para marcar as janelas. Para criá-las, pressione com o cabo de um garfo ou colher.

MODELOS

ÍNDICE

A

abobrinha
Muffins salgados de coruja   30
Quiche do Grande Lago   28
Torta do brasão de Hogwarts   24

agrião
Tortinhas do canteiro de abóbora   32

aipo
Berradores de queijo Halloumi   44
Empadão de frango do Salão Principal   56
Tortinhas do canteiro de abóbora   32

alho
Berradores de queijo Halloumi   44
Focaccia de campo de quadribol   40
Pretzel do visgo-do-diabo   38
Quiche do Grande Lago   28
Trouxinhas de Nicolau Flamel   34

amêndoa
Cookies da espada de Gryffindor   66
Muffins salgados de coruja   30
Serpente de sourdough de Salazar Slytherin   18
Tortinhas de nozes assadas por dragão   60

Árvore de parmesão do Salgueiro Lutador   46

aveia
Tabuleiro de xadrez de bruxo   90

avelã
Cookies das chaves mágicas aladas   100
Tortinhas de nozes assadas por dragão   60

azeitona
Focaccia de campo de quadribol   40

B

bacon
Quiche do Grande Lago   28
Tortinhas do canteiro de abóbora   32

Bagel gigante da *Mimbulus mimbletonia*   16

banana
Merengues das casas de Hogwarts   92
O livro monstruoso dos monstros   102

batata
Scones de detectores das trevas   48

batata-doce
Muffins salgados de coruja   30
Pretzel do visgo-do-diabo   38

berinjela
Berradores de queijo Halloumi   44
Torta do brasão de Hogwarts   24

Berradores de queijo Halloumi   44

beterraba
Bolo da bolsa de contas de Hermione   88
Bolo de aniversário de Harry   72
Trouxinhas de Nicolau Flamel   34

Biscoitos Nimbus 2000   26

Bolachas vira-tempo   50

Bolo da bolsa de contas de Hermione   88

Bolo da Floresta Proibida   74

Bolo de aniversário de Harry   72

Bolo de delícias da Dedosdemel   78

Bolos de pedra da cabana de Hagrid   82

bolos grandes
Bolo da bolsa de contas de Hermione   88
Bolo da Floresta Proibida   74
Bolo de aniversário de Harry   72
Bolo de delícias da Dedosdemel   78
Castelo de Hogwarts de gengibre   68
Cheesecake de chocolate d'A Toca   112
O livro monstruoso dos monstros   102

bolos pequenos
Bolos de pedra da cabana de Hagrid   82
Bombinhas cremosas do pufoso   108
Caldeirões de brownie   80
Cupcakes de cenoura do elfo doméstico   86
Cupcakes do Chapéu Seletor   84

Bombinhas cremosas do pufoso   108

broto de ervilha
Tortinhas do canteiro de abóbora   32

brownie
Caldeirões de brownie   80

C

Caldeirões de brownie 80

carne
Chapéus de bruxo 22
Delícias à moda de Yorkshire 58
Empadão de frango do Salão Principal 56
Quiche do Grande Lago 28
Tortinhas do canteiro de abóbora 32

Ver também: bacon; frango; carne moída; salsicha

carne moída
Delícias à moda de Yorkshire 58

castanha-de-caju
Tortinhas de nozes assadas por dragão 60

castanha-do-pará
Tortinhas de nozes assadas por dragão 60

Castelo de Hogwarts de gengibre 68

cebola
Berradores de queijo Halloumi 44
Delícias à moda de Yorkshire 58
Empadão de frango do Salão Principal 56
Pão das Relíquias da Morte 36
Quiche do Grande Lago 28
Torta do brasão de Hogwarts 24
Tortinhas do canteiro de abóbora 36
Trouxinhas de Nicolau Flamel 34

Ver também: cebola-roxa

cebola-roxa
Berradores de queijo Halloumi 44

cebolinha
Biscoitos Nimbus 2000 26
Muffins salgados de coruja 30
Pão de milho da plataforma 9¾ 52

cenoura
Cupcakes de cenoura do elfo doméstico 86

Chapéus de bruxo 22

cheesecake
Cheesecake de chocolate d'A Toca 112

Cheesecake de chocolate d'A Toca 112

chocolate
Bolo da Floresta Proibida 74
Bolo de aniversário de Harry 72
Bolo de delícias da Dedosdemel 78
Caldeirões de brownie 80
Castelo de Hogwarts de gengibre 68
Cheesecake de chocolate d'A Toca 112
Cupcakes de cenoura do elfo doméstico 86
Cupcakes do Chapéu Seletor 84
Pão doce de mandrágora 94
Tabuleiro de xadrez de bruxo 90

clara
Bagel gigante da *Mimbulus mimbletonia* 16
Cookies da espada de Gryffindor 66
Cookies das chaves mágicas aladas 100
Cookies espectrocs de Luna 64
Merengues das casas de Hogwarts 92
Tortinhas de nozes assadas por dragão 60

cogumelo
Empadão de frango do Salão Principal 56

comidinhas
Biscoitos Nimbus 2000 26
Bolachas vira-tempo 50
Bolos de pedra da cabana de Hagrid 82
Chapéus de bruxo 22
Cookies da espada de Gryffindor 66
Cookies das chaves mágicas aladas 100

Cookies de suéteres de tricô 110
Cookies espectrocs de Luna 64
Muffins salgados de coruja 30
Pães de raios com queijo 12
Pretzel do visgo-do-diabo 38
Scones de detectores das trevas 48
Tabuleiro de xadrez de bruxo 90
Tortinhas de nozes assadas por dragão
Varinhas de pão 14

Cookies da espada de Gryffindor 66

Cookies das chaves mágicas aladas 100

Cookies espectrocs de Luna 64

Cookies de suéteres de tricô 110

cream cheese
Bolachas vira-tempo 50
Bolo da bolsa de contas de Hermione 88
Caldeirões de brownie 80
Cheesecake de chocolate d'A Toca 112
Cupcakes do Chapéu Seletor 84
Focaccia de campo de quadribol 40
Serpente de sourdough de Salazar Slytherin 18

cupcakes
Cupcakes de cenoura do elfo doméstico 86
Cupcakes do Chapéu Seletor 84

Cupcakes de cenoura do elfo doméstico 86

Cupcakes do Chapéu Seletor 84

D

Delícias à moda de Yorkshire 58

E

Empadão de frango do Salão Principal 56

espinafre
Berradores de queijo Halloumi 44

extrato de baunilha
Bolo da Floresta Proibida 74
Bolo de aniversário de Harry 72
Bolo de delícias da Dedosdemel 78
Bombinhas cremosas do pufoso 108
Cookies espectrocs de Luna 64
O livro monstruoso dos monstros 102
Pão doce de mandrágora 94

F
farinha de milho
Pão de milho da plataforma 9¾ 52

farinha de rosca
Berradores de queijo Halloumi 44

favo de mel
Bombinhas cremosas do pufoso 108

Focaccia de campo de quadribol 40

framboesa
Merengues das casas de Hogwarts 92

frango
Empadão de frango do Salão Principal 56

fruta
Bolachas vira-tempo 50
Merengues das casas de Hogwarts 92
Muffins salgados de coruja 30
O livro monstruoso dos monstros 102
Scones de detectores das trevas 48
Tabuleiro de xadrez de bruxo 90

Ver também: banana; framboesa; kiwi; laranja; limão; mirtilo; uva

G
geleia
Bolo de delícias da Dedosdemel 78

gema
Berradores de queijo Halloumi 44

Biscoitos Nimbus 2000 26
Bolachas vira-tempo 50
Bolo da bolsa de contas de Hermione 88
Bombinhas cremosas do pufoso 108
Castelo de Hogwarts de gengibre 68
Cookies de suéteres de tricô 110
Cookies espectrocs de Luna 64
Cupcakes do Chapéu Seletor 84
Quiche do Grande Lago 28
Serpente de sourdough de Salazar Slytherin 18
Torta de melaço de Hogwarts 98
Torta do brasão de Hogwarts 24
Tortinhas do canteiro de abóbora 32

gengibre
Castelo de Hogwarts de gengibre 68
Cookies de suéteres de tricô 110

grão-de-bico
Trouxinhas de Nicolau Flamel 34

I
iogurte grego
Pão das Relíquias da Morte 36
Tortinhas de nozes assadas por dragão 60

K
kiwi
Merengues das casas de Hogwarts 92

L
laranja
Tabuleiro de xadrez de bruxo 90

leite
Bolo da Floresta Proibida 74
Bolo de delícias da Dedosdemel 78
Bolos de pedra da cabana de Hagrid 82
Bombinhas cremosas do pufoso 108
Delícias à moda de Yorkshire 58

Pãezinhos de gotas de limão de Dumbledore 106
Pão das Relíquias da Morte 36
Pão doce de mandrágora 94
Quiche do Grande Lago 28
Scones de detectores das trevas 48

leite de amêndoa
Varinhas de pão 14

leite de aveia
Muffins salgados de coruja 30
Varinhas de pão 14

limão
Bolos de pedra da cabana de Hagrid 82
Torta de melaço de Hogwarts 98

M
massa choux
Bombinhas cremosas do pufoso 108

massa de pastelaria
Árvore de parmesão do Salgueiro Lutador 46
Berradores de queijo Halloumi 44
Bombinhas cremosas do pufoso 108
Chapéus de bruxo 22
Empadão de frango do Salão Principal 56
Quiche do Grande Lago 28
Torta do brasão de Hogwarts 24
Tortinhas de nozes assadas por dragão 60
Tortinhas do canteiro de abóbora 32
Trouxinhas de Nicolau Flamel 34

Ver também: massa filo; massa folhada; massa podre; tortas

massa filo
Berradores de queijo Halloumi 44

massa folhada
Árvore de parmesão do Salgueiro Lutador 46
Bombinhas cremosas do pufoso 108

Chapéus de bruxo 22
Torta do brasão de Hogwarts 24
Tortinhas de nozes assadas por dragão 60
Tortinhas do canteiro de abóbora 32
Trouxinhas de Nicolau Flamel 34

massa podre
Empadão de frango do Salão Principal 56
Quiche do Grande Lago 28
Torta de melaço de Hogwarts 98

mel
Bolachas vira-tempo 50
Tabuleiro de xadrez de bruxo 90
Trouxinhas de Nicolau Flamel 34

merengue
Merengues das casas de Hogwarts 92

Merengues das casas de Hogwarts 92

milho-verde
Pão de milho da plataforma 9¾ 52
Quiche do Grande Lago 28

mirtilo
Merengues das casas de Hogwarts 92
Scones de detectores das trevas 48

Muffins salgados de coruja 30

N
noz
Caldeirões de brownie 80
Pão doce de mandrágora 94
Tortinhas de nozes assadas por dragão 60

Ver também: amêndoa; avelã; castanha-de-caju; castanha-do-pará; noz-pecã

noz-pecã
Caldeirões de brownie 80
Pão doce de mandrágora 94
Tortinhas de nozes assadas por dragão 60

O
O livro monstruoso dos monstros 102

ovo
Árvore de parmesão do Salgueiro Lutador 46
Bagel gigante da *Mimbulus mimbletonia* 16
Berradores de queijo Halloumi 44
Biscoitos Nimbus 2000 26
Bolachas vira-tempo 50
Bolo da bolsa de contas de Hermione 88
Bolo da Floresta Proibida 74
Bolos de pedra da cabana de Hagrid 82
Bombinhas cremosas do pufoso 108
Castelo de Hogwarts de gengibre 68
Chapéus de bruxo 22
Cheesecake de chocolate d'A Toca 112
Cookies da espada de Gryffindor 66
Cookies das chaves mágicas aladas 100
Cookies de suéteres de tricô 110
Cookies espectrocs de Luna 64
Cupcakes de cenoura do elfo doméstico 86
Cupcakes do Chapéu Seletor 84
Delícias à moda de Yorkshire 58
Empadão de frango do Salão Principal 56
Merengues das casas de Hogwarts 92
O livro monstruoso dos monstros 102
Pãezinhos de gotas de limão de Dumbledore 106
Pão de milho da plataforma 9¾ 52
Pão doce de mandrágora 94
Quiche do Grande Lago 28
Scones de detectores das trevas 48
Serpente de sourdough de Salazar Slytherin 18
Torta de melaço de Hogwarts 98
Torta do brasão de Hogwarts 24
Tortinhas de nozes assadas por dragão 60
Tortinhas do canteiro de abóbora 32
Trouxinhas de Nicolau Flamel 34

Ver também: clara; gema

P
pães
Árvore de parmesão do Salgueiro Lutador 46
Bagel gigante da *Mimbulus mimbletonia* 16
Focaccia de campo de quadribol 40
Pães de raios com queijo 12
Pãezinhos de gotas de limão de Dumbledore 106
Pão das Relíquias da Morte 36
Pão de milho da plataforma 9¾ 52
Pão doce de mandrágora 94
Pretzel do visgo-do-diabo 38
Serpente de sourdough de Salazar Slytherin 18
Varinhas de pão 14

Ver também: pães achatados; pães doces; pães salgados

pães achatados
Focaccia de campo de quadribol 40
Pães de raios com queijo 12

Pães de raios com queijo 12

pães doces
Pão doce de mandrágora 94

pães salgados
Bagel gigante da *Mimbulus mimbletonia* 16
Pão das Relíquias da Morte 36
Pretzel do visgo-do-diabo 38
Serpente de sourdough de Salazar Slytherin 18
Varinhas de pão 14

Pãezinhos de gotas de limão de Dumbledore 106

passas
Cupcakes de cenoura do elfo doméstico 86

ÍNDICE
125

Pão das Relíquias da Morte   36

Pão de milho da plataforma 9¾   52

Pão doce de mandrágora   94

pepino
Serpente de sourdough de Salazar Slytherin   18

pimentão
Bagel gigante da *Mimbulus mimbletonia*   16
Muffins salgados de coruja   30
Pão das Relíquias da Morte   36
Torta do brasão de Hogwarts   24

porções individuais
Berradores de queijo Halloumi   44
Biscoitos Nimbus 2000   26
Bolachas vira-tempo   50
Bolos de pedra da cabana de Hagrid   82
Bombinhas cremosas do pufoso   108
Caldeirões de brownie   80
Chapéus de bruxo   22
Cookies da espada de Gryffindor   66
Cookies das chaves mágicas aladas   100
Cookies de suéteres de tricô   110
Cookies espectrocs de Luna   64
Cupcakes de cenoura do elfo doméstico   86
Cupcakes do Chapéu Seletor   84
Delícias à moda de Yorkshire   58
Merengues das casas de Hogwarts   92
Muffins salgados de coruja   30
Pães de raios com queijo   12
Pãezinhos de gotas de limão de Dumbledore   106
Scones de detectores das trevas   48
Tabuleiro de xadrez de bruxo   90
Tortinhas de nozes assadas por dragão   60
Tortinhas do canteiro de abóbora   32

Trouxinhas de Nicolau Flamel   34
Varinhas de pão   14

Pretzel do visgo-do-diabo   38

Q

queijo
Árvore de parmesão do Salgueiro Lutador   46
Berradores de queijo Halloumi   44
Biscoitos Nimbus 2000   26
Bolachas vira-tempo   50
Bolo da bolsa de contas de Hermione   88
Cheesecake de chocolate d'A Toca   112
Cupcakes do Chapéu Seletor   84
Focaccia de campo de quadribol   40
Pães de raios com queijo   12
Pão de milho da plataforma 9¾   52
Quiche do Grande Lago   28
Serpente de sourdough de Salazar Slytherin   18
Torta do brasão de Hogwarts   24
Tortinhas do canteiro de abóbora   32

Ver também: cream cheese; queijo cheddar; queijo feta; queijo Halloumi; queijo palito; queijo parmesão; queijo Stilton

queijo cheddar
Biscoitos Nimbus 2000   26
Focaccia de campo de quadribol   40
Pães de raios com queijo   12
Pão de milho da plataforma 9¾   52
Torta do brasão de Hogwarts   24

queijo feta
Tortinhas do canteiro de abóbora   32

queijo Halloumi
Berradores de queijo Halloumi   44

queijo palito
Biscoitos Nimbus 2000   26

queijo parmesão
Árvore de parmesão do Salgueiro Lutador   46
Bolachas vira-tempo   50

queijo Stilton
Quiche do Grande Lago   28

Quiche do Grande Lago   28

R

rabanete
Muffins salgados de coruja   30

S

salsicha
Chapéus de bruxo   22

scones
Scones de detectores das trevas   48

Scones de detectores das trevas   48

Segurança na cozinha   8

sem glúten
Bolo da Floresta Proibida   74
Cookies das chaves mágicas aladas   100
Cookies de suéteres de tricô   110
Cupcakes de cenoura do elfo doméstico   86
Merengues das casas de Hogwarts   92
Muffins salgados de coruja   30
Pão de milho da plataforma 9¾   52
Tabuleiro de xadrez de bruxo   90
Tortinhas de nozes assadas por dragão   60
Trouxinhas de Nicolau Flamel   34

Serpente de sourdough de Salazar Slytherin   18

sobremesas
Bolo da Floresta Proibida   74
Cheesecake de chocolate d'A Toca   112
Merengues das casas de Hogwarts   98

Torta de melaço de Hogwarts 98

T
Tabuleiro de xadrez bruxo 90

tomate
Focaccia de campo de quadribol 40

Torta do brasão de Hogwarts 24

Torta de melaço de Hogwarts 92

tortas salgadas
Empadão de frango do Salão Principal 56
Quiche do Grande Lago 28
Torta do brasão de Hogwarts 24
Tortinhas de nozes assadas por dragão 60
Tortinhas do canteiro de abóbora 32

tortas doces
Torta de melaço de Hogwarts 98

Tortinhas de nozes assadas por dragão 60

Tortinhas do canteiro de abóbora 32

Trouxinhas de Nicolau Flamel 34

V
Varinhas de pão 14

vegano
Bolo de aniversário de Harry 72
Caldeirões de brownie 80
Focaccia de campo de quadribol 40
Muffins salgados de coruja 30
Pães de raios com queijo 12
Pretzel do visgo-do-diabo 38
Serpente de sourdough de Salazar Slytherin 18
Tabuleiro de xadrez de bruxo 90
Varinhas de pão 14

vegetariano
Árvore de parmesão do Salgueiro Lutador 46
Bagel gigante da *Mimbulus mimbletonia* 16

Berradores de queijo Halloumi 44
Biscoitos Nimbus 2000 26
Bolachas vira-tempo 50
Bolo da bolsa de contas de Hermione 88
Bolo da Floresta Proibida 74
Bolo de delícias da Dedosdemel 78
Bolos de pedra da cabana de Hagrid 82
Bombinhas cremosas do pufoso 108
Castelo de Hogwarts de gengibre 68
Chapéus de bruxo 22
Cheesecake de chocolate d'A Toca 112
Cookies da espada de Gryffindor 66
Cookies das chaves mágicas aladas 100
Cookies de suéteres de tricô 110
Cookies espectrocs de Luna 64
Cupcakes de cenoura do elfo doméstico 86
Cupcakes do Chapéu Seletor 84
Delícias à moda de Yorkshire 58
Merengues das casas de Hogwarts 92
O livro monstruoso dos monstros 102
Pãezinhos de gotas de limão de Dumbledore 106
Pão das Relíquias da Morte 36
Pão de milho da plataforma 9¾ 52
Pão doce de mandrágora 94
Quiche do Grande Lago 28
Scones de detectores das trevas 48
Torta de melaço de Hogwarts 98

Torta do brasão de Hogwarts 24
Tortinhas de nozes assadas por dragão 60
Tortinhas do canteiro de abóbora 32
Trouxinhas de Nicolau Flamel 34

X
xarope de bordo
Tabuleiro de xadrez de bruxo 90

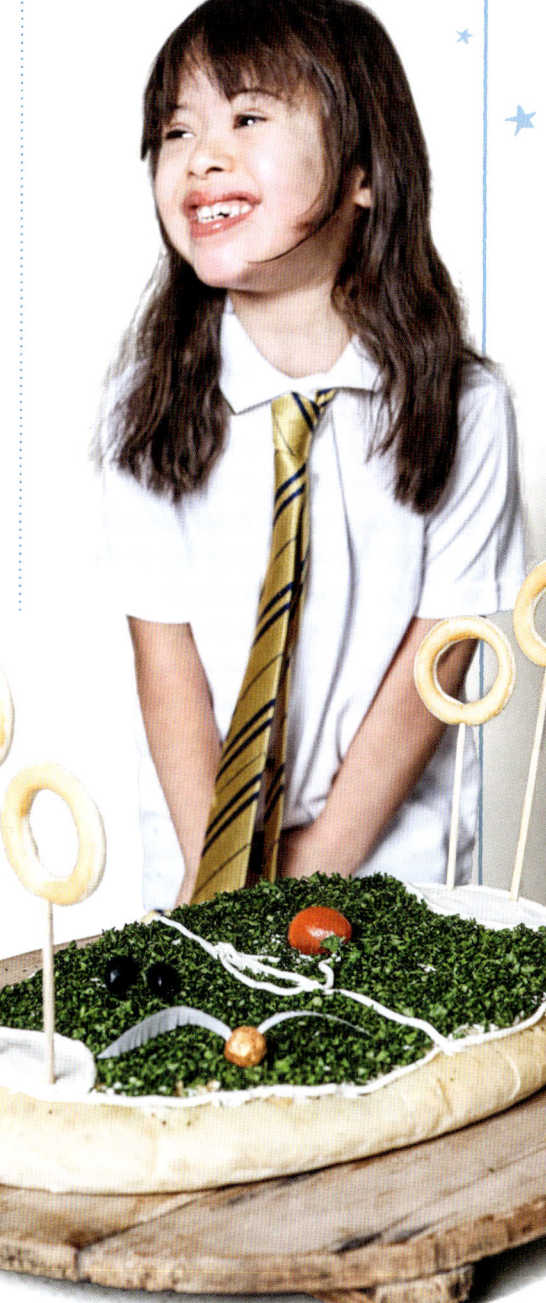

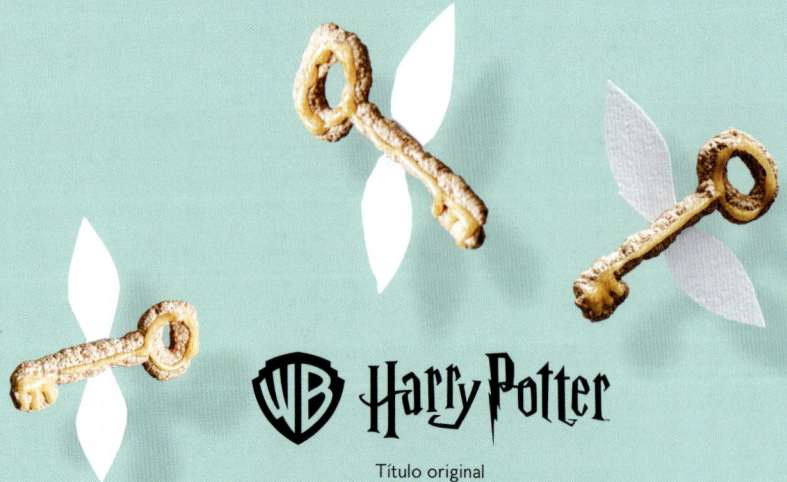

Título original
THE OFFICIAL HARRY POTTER™ BAKING BOOK

Copyright © 2025 Warner Bros. Entertainment Inc.
HARRY POTTER todos os personagens e elementos são marcas registradas e © Warner Bros. Entertainment Inc.
WB SHIELD: é marca registrada & © WBEI. Direitos de publicação © JKR. (s25)

Todos os direitos reservados. Publicado pela Scholastic Inc.

Nenhuma parte desta publicação pode ser reproduzida ou transmitida por meio eletrônico, mecânico, fotocópia ou de outra forma sem a prévia autorização do editor.

Este livro é uma obra de ficção. Nomes, personagens, lugares e incidentes são produtos da imaginação da autora ou foram usados de forma fictícia. Qualquer semelhança com pessoas reais, vivas ou não, estabelecimentos comerciais, acontecimentos ou localidades é mera coincidência.

Imagens suplementares: Shutterstock

AMAZING15: Gerenciamento de projeto e design • **JOANNA FARROW:** Textos e *Food Styling* • **KATE LLOYD:** Textos adicionais e copidesque da edição original
LIZ & MAX HAARALA HAMILTON: Fotografia • **DOMINIQUE ELOÏSE ALEXANDER:** Cenários e acessórios • **REBECCA WOODS:** *Food styling*

Agradecimentos aos modelos: Austra, Coco, Farrah, Max, Thomas

Edição brasileira publicada mediante acordo com a Scholastic Inc., 557 Broadway, New York, NY 10012, USA.

Direitos para a língua portuguesa reservados com exclusividade para o Brasil à
EDITORA ROCCO LTDA.
Rua Evaristo da Veiga, 65 – 11º andar
Passeio Corporate – Torre 1
20031-040 – Rio de Janeiro – RJ
Tel.: (21) 3525-2000 – Fax: (21) 3525-2001
rocco@rocco.com.br / www.rocco.com.br

Printed in Brazil/Impresso no Brasil

Preparação de originais: MÔNICA MARTINS FIGUEIREDO

CIP-BRASIL. CATALOGAÇÃO NA PUBLICAÇÃO
SINDICATO NACIONAL DOS EDITORES DE LIVROS, RJ

F253L

Farrow, Joanna
    O livro de confeitaria oficial de Harry Potter / [texto e food styling] Joanna Farrow ; tradução Livia de Almeida ; [textos adicionais Kate Lloyd]. - 1. ed. - Rio de Janeiro : Rocco, 2025.

    Tradução de: The official Harry Potter™ baking book
    ISBN 978-65-5532-558-4
    ISBN 978-65-5595-371-8 (recurso eletrônico)

    1. Culinária para crianças. 2. Receitas - Literatura infantojuvenil inglesa. I. Almeida, Livia de. II. Lloyd, Kate. III. Título.

25-97825.0   CDD: 641.5123
                         CDU: 641.562(410.1)

Gabriela Faray Ferreira Lopes - Bibliotecária - CRB-7/6643

A editora não tem nenhum controle ou assume qualquer responsabilidade pela autora ou por websites de terceiros e/ou conteúdo.

Impressão e Acabamento: GEOGRÁFICA EDITORA LTDA.

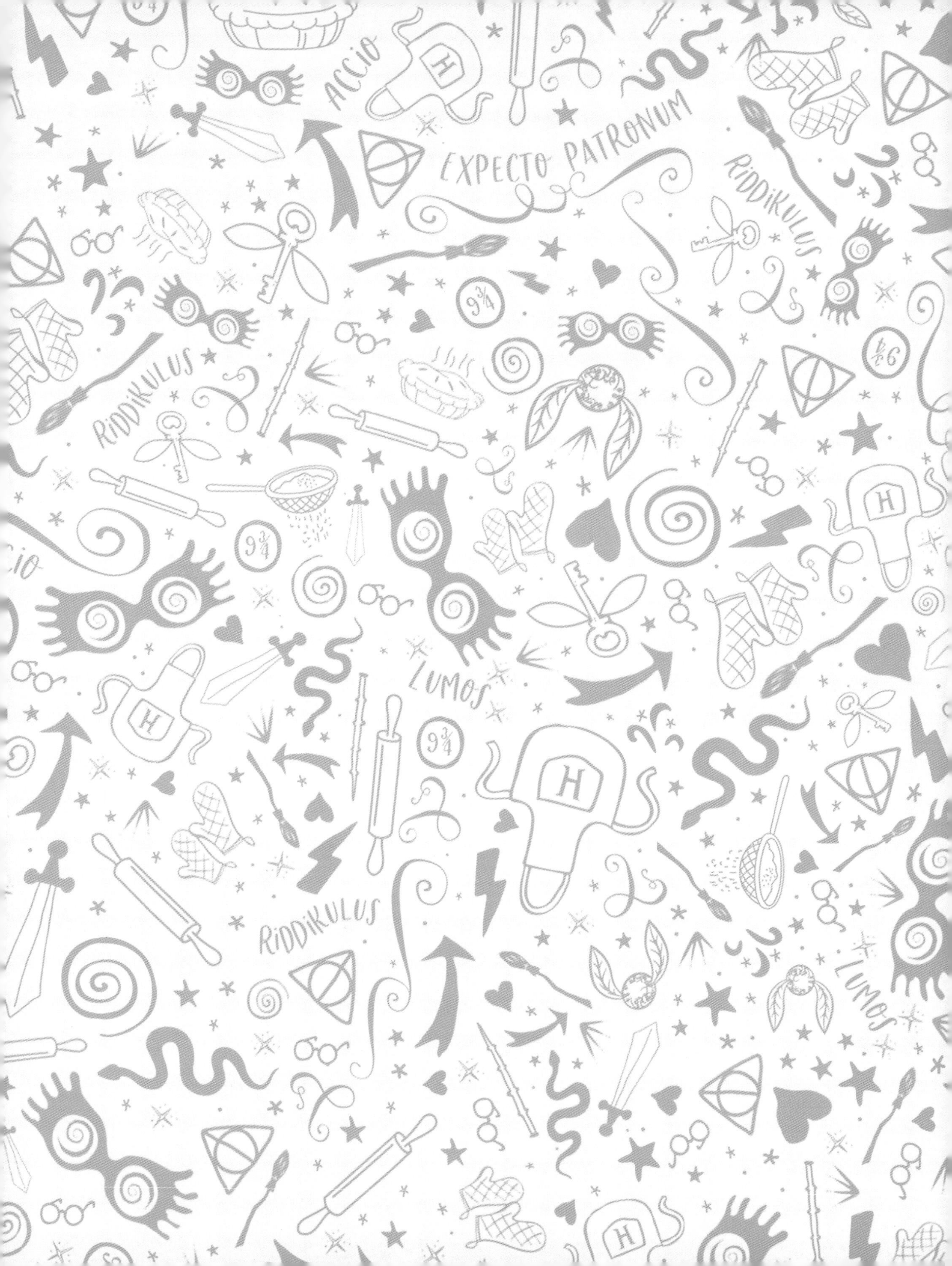
ACCIO
EXPECTO PATRONUM
RIDDIKULUS
LUMOS

ACCIO
LUMOS
EXPECTO PATRONUM
9 3/4
RIDDIKULUS
H
LUMOS
ACCIO
H
EXPECTO PATRONUM
9 3/4
RIDDIKULUS
LUMOS
9 3/4
RIDDIKULUS
9 3/4